起搏心电图基础与临床图谱

QIBO XINDIANTU JICHU
YU LINCHUANG TUPU

陈元秀　向晋涛　编著

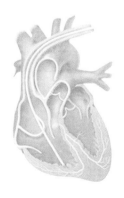

长江出版传媒
湖北科学技术出版社

图书在版编目（CIP）数据

起搏心电图基础与临床图谱／陈元秀，向晋涛编著．—武汉：湖北科学技术出版社，2021.5

ISBN 978-7-5706-0152-3

Ⅰ．①起… Ⅱ．①陈…②向… Ⅲ．①心脏起搏器－心电图－图谱 Ⅳ．① R540.4-64

中国版本图书馆 CIP 数据核字（2020）第 192855 号

责任编辑：李 青　　　　　　　　　　　　封面设计：胡 博

出版发行：湖北科学技术出版社　　　　　　　　邮 编：430070
地 　址：武汉市雄楚大街 268 号　　　　　电 话：027-87679485
　　　　　（湖北出版文化城 B 座 13~14 层）
网 　址：http://www.hbstp.com.cn

印 　刷：湖北恒泰印务有限公司　　　　　　　邮 编：430223

850×1168　　　1/32　　　2 插页　　　12.5 印张　　　270 千字
2021 年 5 月第 1 版　　　　　　　　　2021 年 5 月第 1 次印刷
　　　　　　　　　　　　　　　　　　　定 价：38.00 元

作者简介

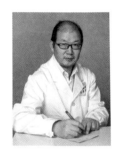

陈元秀，1963 年出生，湖北蕲春人，医学博士，副教授，主任医师。工作单位：武汉大学人民医院心功能科。诊疗专长：高血压，心律失常和冠心病的药物治疗，从事心血管病临床工作 30 余年，有介入性诊疗经验 20 余年。学术任职与荣誉：中华医学会心脏起搏与电生理分会心电学组副组长，湖北省心电信息学会主任委员，武汉市心电学会副主委，湖北省起搏与电生理学会会员，中国医疗保健国际交流促进会心律与心电分会常务委员，中国心电图会诊中心湖北分中心副主委，湖北省医疗事故鉴定委员会委员。获国家科技进步奖二等奖和湖北省科技进步奖一等奖各 1 项。曾被外派去南非做援外医生工作两年。两度赴美国和加拿大学习进修。科研成果：主编和参编专著 30 余部，发表医学论文 60 余篇。

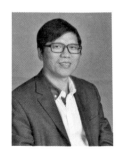

向晋涛，1963 年出生，湖北仙桃人，医学本科，科技哲学硕士，编审。工作单位：武汉大学人民医院心内科，《中国心脏起搏与心电生理杂志》编辑部。研究方向涉及起搏与电生理学、心电图学、科技编辑、论文写作和医学科学研究方法，发表了一系列文章，尤其发表了有影响的心血管学术论文 80 余篇。对心电散点图有较深的研究，并提出了时间散点图及逆向技术的概念，发现了许多心脏节律的特有散点图特征，为快速诊断动态心电图提供了新的方法。著有《临床心电散点图学》一书。

前　言

　　随着人口老龄化加剧，安置起搏器的人越来越多，当然从事起搏器安置和随访的医师也越来越多。虽然起搏技术有了很大的发展，起搏器的现代功能有了较大的完善，其基本的功能和起搏的基本原理未变，理解起搏器的现代功能需要扎实的基本功和相应的临床知识，为此，笔者精心编写了《起搏心电图基础与临床图谱》一书。

　　为使读者方便、简洁地了解起搏心电的基础，笔者将所收集到的图片采用一图一说一页（有极少数图片版面为两页）形式，以图为主，配以文字说明，并适当结合临床说明其发生情况和意义，赋予图"生机"，使阅读不那么乏味。本书尺寸合适，便于携带，方便阅读。

　　本书内容包括基础起搏、起搏适应证、起搏治疗、起搏心电、起搏试验与程控、起搏干扰、起搏故障和功能异常、起搏的合并症等，内容由基础到临床，是为了使初学者循序渐进，逐步学习和理解相关知识，有一定知识背景的读者可选择合适的章节阅读。

　　但愿该书能为广大读者夯实起搏心电的基础。

陈元秀　　向晋涛

目　录

第一章　基础起搏

1　单、双极起搏时脉冲波的钉样标记 ……………………………… 3
2　心室起搏 ………………………………………………………… 4
3　心房起搏 ………………………………………………………… 5
4　右心室心尖部起搏 ……………………………………………… 6
5　右心室心尖部与流出道之间起搏 ……………………………… 7
6　右心室流出道起搏（起搏电极达肺动脉瓣下方时）………… 8
7　右心室起搏产生向上及向右的电轴 …………………………… 9
8　左心室起搏 ……………………………………………………… 10
9　左心室心尖起搏 ………………………………………………… 11
10　R 波抑制型起搏器起搏 ……………………………………… 12
11　R 波触发型起搏器 …………………………………………… 13
12　心房按需型起搏器起搏 ……………………………………… 14
13　心房待用型起搏器起搏 ……………………………………… 15
14　非同步心房起搏时心电图 …………………………………… 16
15　非同步心室起搏时起搏 ……………………………………… 17
16　房室顺序收缩心室抑制型起搏器起搏 ……………………… 18
17　VAT 起搏方式起搏心电图 …………………………………… 19
18　VDD 起搏器起搏心电图 ……………………………………… 20
19　DDI 起搏 ………………………………………………………… 21
20　DDD 起搏器起搏 ……………………………………………… 22
21　心房颤动时的 DDD 起搏 ……………………………………… 23
22　DDD 起搏器以 AAT 和 DVI 方式工作 ……………………… 24
23　AAIR 起搏 ……………………………………………………… 25
24　VVIR 起搏 ……………………………………………………… 26
25　DDDR 起搏 ……………………………………………………… 27
26　AAIR 起搏 ……………………………………………………… 28
27　加速度计型体动频率适应性起搏器 ………………………… 29
28　安置 DDDR 起搏器患者平板运动试验时的心电图 ………… 30

29 安置 DDDR 起搏器患者活动平板运动试验时的 Holter 记录 ……………… 31

30 体动传感型 DDDR 起搏器不恰当的频率增快 ……………………………… 32

31 DDD 起搏器以 AAI 方式工作 ………………………………………………… 33

32 DDDR 起搏器不恰当的起搏频率加快 ……………………………………… 34

33 DDD 起搏器以 VAT 方式工作 ……………………………………………… 35

34 DDD 起搏器以 VDD 方式工作 ……………………………………………… 36

35 DDD 起搏器以 DVI 方式工作 ……………………………………………… 37

36 DDD 起搏器发生文氏型 AV 传导阻滞 ……………………………………… 38

37 DDD 起搏器发生 2：1AV 阻滞 ……………………………………………… 39

38 快速心房率时 DDD 起搏器的回退保护功能 ……………………………… 40

39 频率平稳化（rate smoothing） ……………………………………………… 41

40 起搏器负性频率滞后作用 …………………………………………………… 42

41 DDD 起搏频率可能高于程控规定的低限频率 ……………………………… 43

42 以心房激动为基准的起搏器低限频率 ……………………………………… 44

43 心房起搏的房室延迟时间与心房感知的房室延迟时间的差别 …………… 45

44 起搏器的上限频率（最大跟踪频率） ……………………………………… 46

45 双重起搏按需功能连续心电图 ……………………………………………… 47

46 双腔起搏器心房电路和心室电路的不应期 ………………………………… 49

47 按需心室起搏 ………………………………………………………………… 51

48 心房同步心室起搏节律 ……………………………………………………… 52

49 双腔按需起搏节律 …………………………………………………………… 53

50 冠状窦起搏心律 ……………………………………………………………… 54

51 起搏器滞后 …………………………………………………………………… 55

52 病窦综合征的生理起搏治疗——DDDR 起搏 ……………………………… 56

53 同步心房起搏 ………………………………………………………………… 57

54 R 波或心室抑制心室起搏 …………………………………………………… 58

55 房室同步起搏（VAT 模式） ………………………………………………… 59

56 房室顺序起搏 ………………………………………………………………… 60

第二章 基础适应证

1 窄 QRS 波莫氏 Ⅰ 型Ⅱ度房室传导阻滞：房室结内传导阻滞 ……………… 63

2 窄 QRS 波的莫氏 Ⅰ 型Ⅱ度房室传导阻滞：希氏束内传导阻滞 …………… 64

3 宽 QRS 波的莫氏 Ⅰ 型Ⅱ度房室传导阻滞：希氏束下传导阻滞 …………… 65

4　宽 QRS 波莫氏 I 型 II 度房室传导阻滞：结内传导阻滞 ‥‥‥‥‥‥‥‥ 66

5　宽 QRS 波莫氏 I 型 II 度房室传导阻滞：希氏束传导阻滞 ‥‥‥‥‥‥‥ 67

6　II 度 II 型房室传导阻滞：希蒲系统内阻滞 ‥‥‥‥‥‥‥‥‥‥‥‥‥ 68

7　PR 间期轻度延长的 I 型 II 度房室传导阻滞易误认为 II 型 II 度房室传导
　　阻滞 ‥‥‥‥‥‥‥‥‥‥‥‥‥‥‥‥‥‥‥‥‥‥‥‥‥‥‥‥‥‥ 69

8　隐匿性希氏束早搏导致的假性莫氏 II 型 II 度房室传导阻滞 ‥‥‥‥‥‥ 70

9　2：1 的房室传导阻滞：房室结内阻滞 ‥‥‥‥‥‥‥‥‥‥‥‥‥‥‥ 71

10　2：1 房室传导阻滞：希氏束内传导阻滞 ‥‥‥‥‥‥‥‥‥‥‥‥‥‥ 72

11　宽 QRS 波的 2：1 房室传导阻滞：阻滞在房室结内 ‥‥‥‥‥‥‥‥‥ 73

12　宽 QRS 波的 2：1 房室传导阻滞：阻滞在希蒲系统 ‥‥‥‥‥‥‥‥‥ 74

13　III 度房室传导阻滞：阻滞在房室结内 ‥‥‥‥‥‥‥‥‥‥‥‥‥‥‥ 75

14　阻滞在希氏束内的 III 度房室传导阻滞 ‥‥‥‥‥‥‥‥‥‥‥‥‥‥‥ 76

15　阻滞在希氏束远端的 III 度房室传导阻滞 ‥‥‥‥‥‥‥‥‥‥‥‥‥‥ 77

16　分支阻滞 ‥‥‥‥‥‥‥‥‥‥‥‥‥‥‥‥‥‥‥‥‥‥‥‥‥‥‥‥ 78

17　左前分支阻滞 ‥‥‥‥‥‥‥‥‥‥‥‥‥‥‥‥‥‥‥‥‥‥‥‥‥‥ 79

18　左后分支阻滞 ‥‥‥‥‥‥‥‥‥‥‥‥‥‥‥‥‥‥‥‥‥‥‥‥‥‥ 80

19　间歇性左前分支阻滞 ‥‥‥‥‥‥‥‥‥‥‥‥‥‥‥‥‥‥‥‥‥‥‥ 81

20　急性广泛前壁心肌梗死伴左后分支阻滞 ‥‥‥‥‥‥‥‥‥‥‥‥‥‥‥ 82

21　右束支传导阻滞合并左后分支阻滞 ‥‥‥‥‥‥‥‥‥‥‥‥‥‥‥‥‥ 83

22　双束支阻滞：右束支传导阻滞合并左前分支阻滞 ‥‥‥‥‥‥‥‥‥‥ 84

23　双束支阻滞：右束支传导阻滞合并左后分支阻滞——先天性心脏病时
　　‥‥‥‥‥‥‥‥‥‥‥‥‥‥‥‥‥‥‥‥‥‥‥‥‥‥‥‥‥‥‥‥‥ 85

24　三束支阻滞：完全性即导致 III 度房室传导阻滞 ‥‥‥‥‥‥‥‥‥‥‥ 86

25　三束支阻滞：I 度房室传导阻滞合并左束支传导阻滞 ‥‥‥‥‥‥‥‥‥ 87

26　三束支阻滞：2：1 房室传导阻滞合并右束支传导阻滞 ‥‥‥‥‥‥‥‥ 88

27　三束支阻滞：2：1 房室传导阻滞合并右束支和左前分支阻滞 ‥‥‥‥‥ 89

28　可逆性的分支、双束支、三束支阻滞 ‥‥‥‥‥‥‥‥‥‥‥‥‥‥‥‥ 90

29　心房扑动并完全性房室传导阻滞 ‥‥‥‥‥‥‥‥‥‥‥‥‥‥‥‥‥‥ 91

30　双侧束支阻滞并频繁室性早搏 ‥‥‥‥‥‥‥‥‥‥‥‥‥‥‥‥‥‥‥ 92

31　直流电除颤后的快-慢综合征 ‥‥‥‥‥‥‥‥‥‥‥‥‥‥‥‥‥‥‥ 93

32　表现为莫氏 II 型房室传导阻滞实为不完全双侧束支阻滞 ‥‥‥‥‥‥‥ 94

33　高度不完全性双侧束支阻滞——从束支阻滞到 III 度阻滞 ‥‥‥‥‥‥‥ 95

34　高度不完全性双侧束支阻滞——高度房室传导阻滞并束支阻滞 ‥‥‥‥‥ 96

35　窦性心动过缓 ‥‥‥‥‥‥‥‥‥‥‥‥‥‥‥‥‥‥‥‥‥‥‥‥‥‥‥ 97

36 窦性心动过缓并交界区性逸搏节律 ·················· 98

37 窦性交界逸搏二联律 ································ 99

38 窦性心动过缓并室性早搏 ························· 100

39 窦性心动过缓并Ⅰ度房室传导阻滞和快速房性心律失常 ·· 101

40 窦性静止与停搏 ······························· 102

41 窦房传导阻滞：莫氏Ⅱ型 ························· 103

42 心房静止 ··································· 104

43 房性早搏后的长间歇 ····························· 105

44 慢室率心房颤动 ····························· 106

45 心房扑动伴缓慢心室反应 ························· 107

46 房室交界区逸搏节律伴或不伴有慢而不稳定窦房结活动 ··· 108

47 房室交界区逸搏节律并逆传P波 ··················· 109

48 颈动脉窦综合征——心房扑动伴心室静止 ·············· 110

49 电复律后的窦性停搏——阵发性室上性心动过速复律后 ···· 111

50 电复律后的窦性停搏——心房扑动电复律后 ············ 112

51 慢快综合征（BTS）——缓慢成分 ·················· 113

52 慢快综合征——快速成分 ························· 114

53 Ⅰ度房室传导阻滞并短阵窦房传导阻滞和交界区逸搏 ····· 115

54 病窦综合征并室内阻滞 ························· 116

55 2∶1房室传导阻滞 ····························· 117

56 2∶1房室传导阻滞：阻滞在希氏束下 ················ 118

57 心房颤动时的完全性房室传导阻滞 ················· 119

58 急性心肌梗死伴窦性心动过缓 ···················· 120

59 病窦综合征起搏器置入的适应证 ··················· 121

60 慢快综合征 ································ 122

第三章 起搏治疗

1 心肌缺血时严重窦性心动过缓的临时起搏 ·············· 125

2 急性心肌梗死时的双分支或三分支阻滞 ··············· 126

3 病窦综合征的临时起搏治疗 ····················· 127

4 洋地黄中毒所致缓慢性心律失常的起搏治疗 ············ 128

5 颈动脉窦晕厥的起搏治疗 ······················· 129

6 难治性快速性心律失常的起搏治疗 ················· 130

7　少见型房室结内折返性心动过速 …………………………………… 131

8　普通型房室结内折返性心动过速 …………………………………… 132

9　Kent 束参与的房室折返性心动过速 ……………………………… 133

10　起搏治疗频发室性早搏和非持续性室性心动过速——房室顺序起搏

　　………………………………………………………………………… 134

11　起搏治疗频发室性早搏——超速抑制 …………………………… 135

12　体外起搏诱发和终止室性心动过速 ……………………………… 136

13　亚速起搏终止室上性心动过速 …………………………………… 137

14　体外起搏终止室性心动过速 ……………………………………… 138

15　体外起搏终止室上性心动过速 …………………………………… 139

16　不同频率体外起搏终止房室折返性心动过速 …………………… 140

17　频率递减的抗心动过速起搏 ……………………………………… 141

18　短阵猝发刺激终止单形性室性心动过速 ………………………… 142

19　短阵猝发心室刺激使室性心动过速频率加速 …………………… 143

20　频率递减起搏和短阵猝发刺激抗心动过速效果比较 …………… 144

21　起搏治疗复发性室性心动过速——按需起搏 …………………… 145

22　起搏治疗复发性室性心动过速——短阵猝发刺激 ……………… 147

23　VVI 起搏器防止扭转型室性心动过速发生 ……………………… 148

24　起搏治疗房室折返性心动过速——心室固定频率起搏 ………… 149

25　心房快速起搏控制房性心动过速 ………………………………… 150

26　亚速竞争刺激终止心动过速 ……………………………………… 151

27　超速刺激终止心动过速 …………………………………………… 152

28　"自减型"心室超速刺激终止心动过速 ………………………… 153

29　心动过速被抗心动过速起搏器终止的心电监测记录 …………… 154

30　经食管电生理检查证实的抗心动过速起搏记录 ………………… 155

31　临床起搏纠治尖端扭转型室性心动过速 ………………………… 156

32　心力衰竭患者的双心室起搏 ……………………………………… 157

第四章　起搏心律与自身心律

1　AV 延迟时间对心输出量的影响 …………………………………… 161

2　起搏器引起及自发产生的双重性并行心律 ……………………… 162

3　起搏搏动和室上性激动融合的"手风琴"样作用 ……………… 164

4　阈下刺激落在超常期内引起的心室反应 ………………………… 165

5 间位性室性早搏及起搏搏动二联律 ·········· 166

6 间位性室性早搏酷似室性心动过速 ·········· 167

7 早搏后起搏器逸搏 ·········· 168

8 逸搏-夺获二联律 ·········· 169

9 起搏器逸搏表现为融合波和伪融合波 ·········· 170

10 逸搏-夺获三联律（室上性搏动＋融合波＋起搏搏动）·········· 171

11 逸搏-夺获三联律（室上性搏动＋两个起搏搏动）·········· 172

12 房性早搏诱发起搏器逸搏节律 ·········· 173

13 偶联起搏造成的隐匿性传导 ·········· 174

14 心室同步型起搏器起搏搏动折返心室的反复心律 ·········· 175

15 心房-起搏器阻滞 ·········· 176

16 心房起搏时的房室传导阻滞 ·········· 177

17 自身心律与起搏心律竞争致 R on T 现象 ·········· 178

18 起搏所致文氏型传出阻滞 ·········· 179

19 心房扑动时的心室起搏节律 ·········· 180

20 冠状窦起搏节律 ·········· 181

21 起搏和自身窦性心律形成心室融合波 ·········· 182

22 起搏心律和心房颤动时的心室融合波 ·········· 183

23 房性早搏与起搏心搏融合产生的融合波 ·········· 184

24 心房融合波 ·········· 185

25 心室起搏时的心房夺获搏动 ·········· 186

26 心室起搏时连续的心房夺获搏动 ·········· 187

27 心室起搏时频率依赖性心房夺获搏动 ·········· 188

28 心室起搏时文氏型房室传导阻滞 ·········· 189

29 室性早搏和心室起搏时的心房夺获搏动 ·········· 190

30 心室起搏的反复心搏 ·········· 191

31 心室起搏时可以见到下传的房性早搏 ·········· 192

32 I 度房室传导阻滞伴心室起搏与室性早搏形成起搏—早搏二联律
·········· 193

33 窦性心动过缓时心室起搏与室性早搏形成起搏—早搏二联律 ·········· 194

34 非阵发性交界区性心动过速时心室起搏与室性早搏形成起搏—早搏
二联律 ·········· 195

35 窦性心动过缓致起搏二联律 ·········· 196

36 冠状窦起搏心律与单侧心房心律形成的心房分离 ·········· 197

37 心室起搏时的隐匿性室房传导 ···························· 198
38 病窦综合征的起搏治疗 ································· 199
39 病窦综合征的起搏治疗——窦性停搏时 ················· 200
40 病窦综合征起搏治疗——窦房传导阻滞时 ··············· 201
41 莫氏Ⅰ型Ⅱ度窦房传导阻滞伴完全性房室传导阻滞 ······· 202
42 病窦综合征的生理性起搏治疗——AAI 起搏 ············· 203
43 病窦综合征的生理性起搏治疗——AAIR 起搏 ············ 204
44 病窦综合征的生理性起搏治疗——DDD 起搏 ············· 205
45 Ⅱ度房室传导阻滞的临时起搏 ························· 206
46 腔内电图证实的逆向室房传导 ························· 207
47 起搏器在心律失常的诊断和处理中的应用 ··············· 208
48 非同步心室起搏 ···································· 210
49 非同步心房起搏 ···································· 211
50 非同步心房起搏致竞争心律 ··························· 212
51 心房颤动时的非同步心房起搏 ························· 213
52 电话遥控显示起搏并多源室性早搏 ····················· 214

第五章 起搏试验与程控

1 VVI 起搏器心室感知灵敏度程控 ······················ 217
2 DDD 起搏器心房感知灵敏度程控 ····················· 218
3 起搏器不应期的程控 ································· 219
4 DDD 起搏器心房不应期的程控 ······················· 220
5 磁铁试验 ··· 221
6 胸壁刺激试验 ····································· 222
7 体外阈值测试（Vario 试验） ························· 223
8 不同输出能量的对应心电图改变 ······················· 224
9 感知功能程控纠正感知不足 ··························· 225
10 感知功能程控纠正感知过度 ··························· 226
11 两种胸壁刺激频率致 DDD 起搏器不同反应 ············· 227
12 程控器干扰信号诱发起搏器介导的环行运动性心动过速 ····· 228
13 放置磁铁激发的起搏器介导的环行运动性心动过速 ········· 229
14 体外程序刺激诱发和终止房室折返性心动过速 ············ 230
15 抗心动过速起搏器术中模拟测试 ······················· 231

16 起搏器本身模拟的无创程序进行起搏器抗心动过速功能测试 ………… 232

17 磁铁试验显露经冠状静脉的左室起搏 ………………………… 233

18 起搏器随访中的磁铁试验 ……………………………………… 234

19 胸壁刺激试验鉴别感知不良 …………………………………… 235

20 程控感知灵敏度可消除 T 波超感知 …………………………… 236

第六章　肌电抑制与干扰

1 肌电抑制现象 …………………………………………………… 239

2 噪声取样期外的刺激抑制起搏器 ……………………………… 240

3 较长噪声取样期形成 DOO 方式起搏 ………………………… 241

4 心房颤动时 DDD 起搏器的不应期重整 ……………………… 242

5 DDD 起搏器感知信号后重整噪声取样期 …………………… 243

6 噪声取样期的感知使不应期延长到一个起搏周期的长度 …… 244

7 摩擦静电导致起搏器抑制 ……………………………………… 245

8 腹直肌肌电抑制 VVI 起搏器 ………………………………… 246

9 肌电干扰引起的 VVI 起搏器的"感知低下" ………………… 247

10 VVIR 起搏对肌电的反应 ……………………………………… 248

11 肌电信号使 DDD 起搏器心室起搏频率加速 ………………… 249

12 肌电信号使 DDD 起搏器的心室电路抑制与触发交替 ……… 250

13 肌电信号使 DDD 起搏器间断呈 DOO 方式起搏 …………… 251

14 肌电信号使 DDD 起搏器偶尔转为 DOO 起搏方式 ………… 252

15 肌电信号使 DDD 起搏器发生起搏器介导的环行运动性心动过速 … 253

16 肌电信号抑制 DDD 起搏器的心室电脉冲 …………………… 254

17 肌电信号抑制 VVI 起搏器，诱发室性心动过速 …………… 255

18 肌电信号使 VVI 起搏器诱发室性心动过速 ………………… 256

19 横膈肌肌电抑制 DDD 起搏器的心室脉冲 …………………… 257

20 深吸气时膈肌肌电抑制 VVI 起搏器 ………………………… 258

21 肋间肌肌电影响 DDD 起搏器 ………………………………… 259

22 VVT 起搏方式避免肌电抑制 ………………………………… 260

23 VVI 起搏方式设计的抑制窗口 ……………………………… 261

24 VOOR 起搏用于有心肌电位抑制的患者 …………………… 262

25 经电话遥测的起搏心电图与肌电干扰 ………………………… 263

26 心电图机抗干扰功能对起搏图形的影响 ……………………… 264

第七章　起搏系统故障和功能异常

1　电池提前耗竭 …………………………………………………… 267
2　VDD 起搏器的起搏器频率奔放 ………………………………… 268
3　极快频率的起搏器频率奔放 …………………………………… 269
4　极快频率的起搏器频率奔放 …………………………………… 270
5　起搏器频率奔放间有心室起搏 ………………………………… 271
6　起搏器失灵所致的规则缓慢心律失常 ………………………… 272
7　起搏器失灵所致的不规则缓慢起搏节律 ……………………… 273
8　起搏器极度功能失常致完全不规则起搏 ……………………… 274
9　起搏器不感知 …………………………………………………… 275
10　起搏失灵导致长时间心室停搏伴阿斯综合征 ………………… 276
11　反复多次起搏失灵致多次长时间心室停搏 …………………… 277
12　复杂型起搏功能失效 …………………………………………… 278
13　起搏电极间歇断裂 ……………………………………………… 279
14　特殊手法显示起搏电极断裂 …………………………………… 280
15　起搏致心脏穿孔（右束支阻滞图形） ………………………… 281
16　巨大 T 波致起搏二联律 ………………………………………… 282
17　抗心动过速起搏器速感知不良 ………………………………… 283
18　抗心动过速起搏器过度感知 …………………………………… 284
19　DDD 起搏器在 I 度房室传导阻滞时发生的 P 波低感知 ……… 285
20　缝合起搏器囊袋时引起 P 波跟踪停止 ………………………… 286
21　起搏电极穿孔致部分导联或广泛导联 ST 段抬高 …………… 287
22　起搏器密封不严所致的无输出和频率奔放 …………………… 288
23　起搏电极断裂致起搏失常 ……………………………………… 289
24　起搏器电容器漏电所致宽大、畸形的电脉冲 ………………… 290
25　起搏器电池耗竭 ………………………………………………… 291
26　起搏器感知不良 ………………………………………………… 292
27　P 波感知不良的 VDD 起搏 ……………………………………… 293
28　P 波感知不良的 DDD 起搏 ……………………………………… 294
29　由于心脏原因所致的感知不良 ………………………………… 295
30　临床起搏时由于感知不良所致心室颤动 ……………………… 296
31　T 波感知过度 …………………………………………………… 297

32　P 波超感知 ……………………………………………………………… 298

33　电极导管移位 …………………………………………………………… 299

34　起搏器漏电致膈肌激惹 ………………………………………………… 300

第八章　心肌梗死与起搏

1　膈面心肌梗死时心室起搏合并连续的心房夺获搏动 ………………… 303

2　急性心肌梗死时的非阵发性室性心动过速 …………………………… 304

3　急性心肌梗死时的窦性心动过缓 ……………………………………… 305

4　急性下壁心肌梗死时的窦性心律失常 ………………………………… 306

5　急性下壁心肌梗死时的窦性心动过缓 ………………………………… 307

6　急性前壁心肌梗死的莫氏 II 型 II 度房室传导阻滞 ………………… 308

7　急性下壁心肌梗死时的莫氏 I 型 II 度房室传导阻滞 ……………… 309

8　2：1 房室传导阻滞：窄 QRS 波 ……………………………………… 310

9　急性下壁心肌梗死伴 2：1 房室传导阻滞和右束支传导阻滞 ……… 311

10　急性前壁心肌梗死伴完全性房室传导阻滞 …………………………… 312

11　急性下壁心肌梗死时的完全性房室传导阻滞 ………………………… 313

12　急性前壁心肌梗死伴慢快综合征的起搏治疗 ………………………… 314

13　急性前壁心肌梗死心室颤动复律后的缓慢性心律失常 ……………… 315

14　急性下壁心肌梗死时的起搏指征——高度房室传导阻滞伴慢室率 …… 316

15　急性下壁心肌梗死的起搏指征——合并存在房室传导阻滞和窦房传导
阻滞 ……………………………………………………………………… 317

16　心肌梗死时的预防性起搏——I 度房室传导阻滞合并右束支与左后分支
阻滞 ……………………………………………………………………… 318

17　心肌梗死时的预防性起搏——I 度房室传导阻滞合并右束支与左前分支
阻滞 ……………………………………………………………………… 319

18　急性心肌梗死时的起搏反指征——左前分支阻滞 …………………… 320

19　急性心肌梗死时有争议的起搏指征——右束支阻滞 ………………… 321

20　急性心肌梗死时有争议的起搏指征——左束支阻滞 ………………… 322

21　急性心肌梗死时有争议的起搏指征——I 度房室传导阻滞合并左前分支
阻滞 ……………………………………………………………………… 323

22　置入起搏器后心肌缺血的诊断 ………………………………………… 324

23　心脏起搏发生心肌梗死时自身心搏的 QRS 波形态分析 …………… 325

24　心室起搏时膈侧面的急性心肌梗死 …………………………………… 326

25 反复搏动显露起搏时的急性心肌梗死 ················· 327

26 心房或冠状窦起搏与急性心肌梗死 ·················· 328

27 起搏前的急性前间壁急性心肌梗死 ·················· 329

28 前间壁心肌梗死时右室心尖部起搏的 ST-qR 型 ············ 330

第九章 起搏引起或合并的心律失常

1 起搏脉冲"R on T"致心室颤动 ··················· 333

2 按需型心室起搏频发室性早搏致心室颤动 ·············· 334

3 洋地黄中毒时的起搏-早搏二联律 ·················· 335

4 非阵发性房室交界区性心动过速时未感知到逆传 P 波 ········· 336

5 超速心室起搏伴连续心房夺获与 2：1 心室电交替 ··········· 337

6 VOO 起搏器无效起搏致晕厥 ····················· 338

7 心室起搏室房逆传致低血压和晕厥 ·················· 339

8 心室起搏的室房逆传致心房颤动 ··················· 340

9 多源重建现象致心室长间歇 ····················· 341

10 误感知窦性心动过速触发抗心动过速起搏 ·············· 342

11 狭 QRS 波和宽 QRS 波对血流动力学的影响 ············· 343

12 无房室同步的心室起搏频率加速使血流动力学更加恶化 ········ 344

13 肥厚型心肌病患者 AAI 与 DDD 起搏的血流动力学差异 ········ 345

14 长 QT 综合征患者置入 DDD 起搏器后的起搏器综合征 ········ 346

15 VDD 起搏器感知室房逆传形成反复心搏 ··············· 347

16 快速心房刺激致心房扑动转为心房颤动 ··············· 348

17 快速心房刺激致心房扑动转为窦性心律 ··············· 349

18 已置入心室起搏器（VVI）患者洋地黄中毒时的房室交界性心动过速

   ································· 350

19 已置入心室起搏器（VVI）患者洋地黄中毒时的非阵发性交界性

   心动过速 ··························· 351

20 置入起搏器后洋地黄中毒所致室性早搏 ··············· 352

21 置入起搏器后洋地黄中毒时的窦性心动过缓 ············· 353

22 置入起搏器后洋地黄中毒时的房室交界区逸搏节律 ·········· 354

23 置入起搏器后洋地黄中毒时的房性心动过速 ············· 355

24 VOO 起搏方式产生的心室竞争 ···················· 356

25 固定频率起搏时的室性心动过速 ··················· 357

26 心房起搏的辅助作用 ·· 358

第十章　起搏与动态心电

1 具有起搏标记的动态心电图 ·· 361
2 起搏器自动终止室上性心动过速的动态心电图记录 ·········· 362
3 抗心动过速起搏治疗的动态心电图压缩记录 ················· 363
4 动态心电图记录的抗心动过速起搏 ······························ 364
5 Holter 记录中的伪脉冲酷似起搏器功能失常 ················ 365
6 Holter 故障所致的伪融合波 ····································· 366
7 Holter 记录系统故障酷似起搏电极移位 ····················· 367
8 呼吸所致的脉冲振幅逐渐衰减 ···································· 368
9 起搏器随访中心电图检查的意义 ·································· 369
10 心电图机走纸不均匀酷似起搏功能失常 ······················ 370
11 电话遥测示起搏并反复搏动 ······································ 371

第十一章　心肌复律与除颤

1 埋藏式自动复律除颤器识别与除颤 ······························ 375
2 压力感知的埋藏式自动复律除颤器 ······························ 376
3 人心室颤动时，体表与腔内心电图 ······························ 377
4 P 波过感知 ·· 378
5 心腔内电图记录的心房颤动与心室颤动的转复 ··············· 380
6 心室颤动被埋藏式心脏转复除颤器识别并转复 ··············· 382
7 植入埋藏式心脏转复除颤器识别室性心动过速但未放电 ····· 383
8 电击除颤对起搏器的影响 ·· 384
9 体外电击除颤损坏心脏起搏器 ···································· 385
10 电击除颤引起起搏器功能暂时失效 ······························ 386
11 体外电击除颤使起搏器起搏和感知功能暂时丧失 ············· 387

参考文献 ··· 388

第一章

基础起搏

1　单、双极起搏时脉冲波的钉样标记

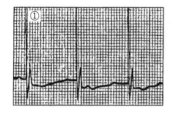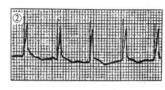

图 1-1　单极①与双极②起搏时图形

　　置入人工心脏起搏器后，起搏器发放电脉冲刺激心脏，引起心脏除极，此时记录下的心电图为起搏心电图。起搏心电图的波形随所用起搏器的类型和起搏电极刺激以及部位的不同而不同。识别起搏心电图图形改变，不但可帮助术者判断起搏电极置入的部位和起搏器的性能，许多情况下还能发现起搏器的故障和可能的原因，以便及时处理。起搏心电图的特点是在每一心动周期可见到电脉冲信号波，电脉冲波在心电图上表现为钉样标记（亦称刺激信号），其时限平均 0.5 ms，形态和振幅则随电极种类不同而异。单极起搏时（电极头端为负极，脉冲发生器外壳为正极），因两极间距较远，故产生的脉冲波（钉样标记）振幅较大，其大小与电压大小并不成正比。双极起搏时，正、负极位于起搏电极与内膜面的头端，正、负极极间距仅 1.0 ~ 2.5 cm，极片长度仅 4.5 ~ 5.0 mm（图 1-1）。因极间距离较近，故产生的脉冲波振幅较低，在心电图上，如不仔细查看，很容易漏掉。

2　心室起搏

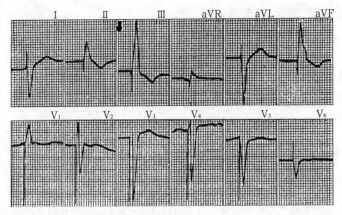

图 1-2　心室起搏时的钉样标记和随后的 QRS 波

　　心室起搏心电图由起搏器电脉冲刺激信号和其后的类室性异位搏动的 QRS 波组成。分析起搏心电图的第一步是识别起搏器的刺激信号，并将此刺激信号与其后的心室反应（心电图上为 QRS 波）区分开来。通常在体表心电图上的刺激信号表现为基线上发生的一个陡直的偏转电位。此电位占时很短（通常为 0.5 ms 左右），而振幅差别很大（图 1-2）。

3 心房起搏

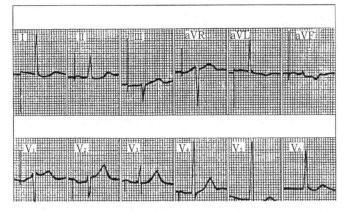

图 1-3 心房起搏时的钉样标记和随后的 P 波

心房起搏心电图表现为刺激信号之后伴随的 P 波。如果患者房室传导功能良好时，则此 P 波之后可跟随一个正常的 QRS 波；如果是因Ⅲ度房室传导阻滞而置入双腔起搏器时，则此 P 波可经一段房室延迟后跟随另一个起搏的刺激信号和其后相应的 QRS 波，两者分别是刺激信号夺获心房和心室（图 1-3）。

4　右心室心尖部起搏

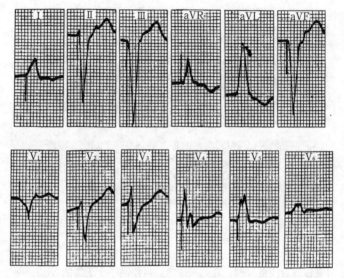

图1-4　右心室心尖起搏时的心电图　完全性左束支阻滞图形，伴电轴明显左偏

　　在置入右心室起搏电极时，电极置入部位常放置在右室心尖部，通常可通过 X 线透视指导电极到位，但此时的起搏心电图亦有一定的辅助定位作用。电极已准确到达右室心尖部的起搏心电图表现为左束支阻滞图形，电轴左偏较明显，其左偏的程度可达 -30° ～ -90°（图1-4）。

5　右心室心尖部与流出道之间起搏

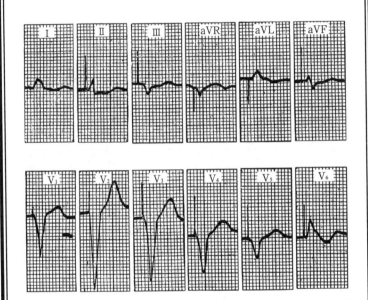

图 1-5　右心室心尖部与流出道之间起搏的心电图　完全性左束支阻滞，但电轴无异常左偏

　　在单极起搏时，刺激信号的额面电轴取决于正极（参考电极）在身体内的位置。在起搏心电图上观察到的刺激信号方向是由脉冲刺激的向量（方向从负极到正极）与心电图导联轴之间的关系决定的，也就是说取决于起搏电极头端在右心室腔内的位置。因此不宜以刺激信号的方向来判断起搏电极的部位正确与否，而应以起搏搏动的 QRS 波形态和电轴的偏移来判断起搏电极的部位，如右心室心尖部与流出道之间起搏，则表现为无异常电轴左偏的完全性左束支阻滞图形（图 1-5）。

6　右心室流出道起搏（起搏电极达肺动脉瓣下方时）

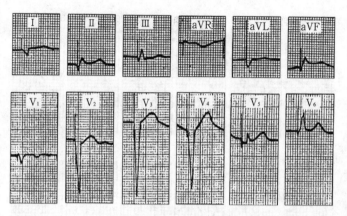

图1-6　右心室流出道起搏时的心电图　起搏电极抵达肺动脉瓣下方时，起搏心电图示完全性左束支阻滞图形，电轴右偏

　　通常，行右心室心内膜起搏时，其起搏心电图 QRS 波的电轴偏移与心腔内电极置入位置的不同有关。当电极尖端在右心室流入道时，电轴正常；电极在右心室流出道时，电轴亦是正常的，当电极继续送达到肺动脉瓣下方时，电轴垂直甚至右偏（图1-6）。

7 右心室起搏产生向上及向右的电轴

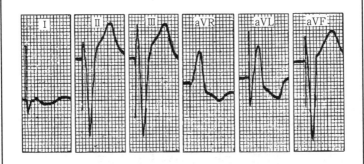

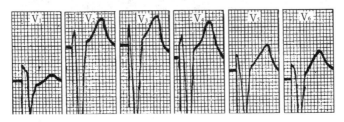

图 1-7 右心室起搏 QRS 波电轴向上及向右

　　偶尔，右心室起搏时产生向上及向右的电轴（图1-7），在 II 导联 QRS 波主波向下，aVL 导联 QRS 波主波仍向上，V_1 导联 QRS 波主波显著向下。

8　左心室起搏

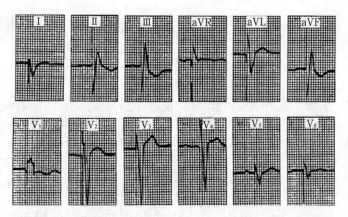

图 1-8　左心室起搏时的心电图　完全性右束支阻滞图形伴电轴右偏

　　左心室起搏，常产生完全性右束支阻滞图形，其电轴一般偏向右下（图 1-8），在 aVL 导联及 V_6 导联 QRS 波主波向下，aVL 及 V_1 导联示有 R 波，此种图形常见于电极安置于左心室侧壁的中部或较高部位时。

9 左心室心尖起搏

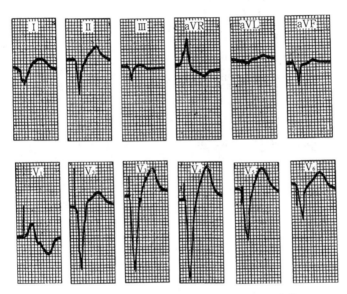

图 1-9 左心室心尖部起搏时产生的 $S_1S_2S_3$ 图形

行左心室心尖起搏时，如果起搏电极置于左心室靠近心尖部的位置时，起搏心电图肢导联 I、II、III 均表现为深而宽的 S 波，即所谓的 $S_1S_2S_3$ 图形（图 1-9）。

10　R 波抑制型起搏器起搏

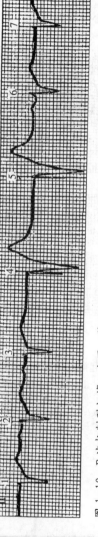

图 1—10　R 波抑制型起搏心电图　第 1、2、3、6、7 个 QRS 波为自身心律，第 4、5 个 QRS 波为起搏搏动

　　R 波抑制型起搏器即 VVI 型起搏器，也是目前全世界应用最广泛的一种起搏器。抑制型是指当有自身心搏出现时，起搏器对其感知并取消下一次预定脉冲的发放周期。在自身心搏之后的规定时间内，如无自身心搏发生，起搏器则开始发放脉冲。也就是说，当病人自身心率超过起搏器预设的起搏频率时起搏器即被抑制，不发放脉冲。当自身心率低至一定数值时，起搏器才发放脉冲，使心脏起搏。故此型起搏器又称为按需型。这样既可避免竞争心律，又可节约电能，延长起搏器寿命。

11　R波触发型起搏器

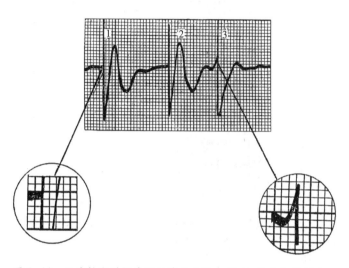

图1-11　R波触发型起搏器起搏心电图　第1,2为起搏搏动,第3为同步无效刺激脉冲,刺激波前有QRS波起始部分

　　R波触发型起搏器又可称为心室待用型或心室同步型起搏器,其作用原理是患者自身发出的R波可以触发脉冲发生器,使之即刻发出脉冲,但由于起搏脉冲落在病人自身QRS波的绝对不应期中,因此不引起心室激动,故是无效的。这样就避免了竞争心律的发生。起搏器发出触发脉冲之后,即以此触发脉冲为起点,按规定频率重新安排发放起搏脉冲,若在规定的时间内无自身心搏出现,则由起搏器发放脉冲带动心室起搏(图1-11)。R波触发型起搏器由于在自身心搏时不减少脉冲的发放(仅使起搏脉冲变为无效刺激),故耗电较多、寿命较短,现已很少应用。

12　心房按需型起搏器起搏

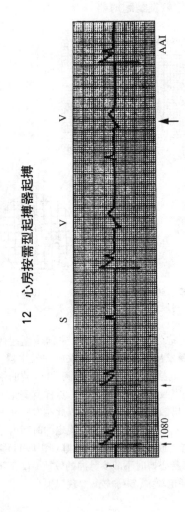

图 1-12　AAI 起搏的心电图　窦性 P 波与逆 P 波均被起搏器所感知并抑制起搏脉冲的发放

心房按需型起搏器（AAI）的起搏电极置入心房。单极电极兼有起搏和感知功能。如果心房有自身电活动时，则能被该型起搏器感知到，而感知后即使的反应是抑制电脉冲的发放，即不发放刺激（同频的或完全的）或潜在的发放刺激（图1-12）。AAI 起搏器广泛应用于病窦综合征的患者，但患者若有房室传导阻滞（间歇的或完全的）或潜在的房室传导障碍，以及慢性房性快速心律失常（包括心房颤动、扑动和／或房性心动过速），不宜选用永久性 AAI 起搏器。潜在的房室传导障碍是指：HV 间期 55 ms，房室结的文氏点＜130 次／min，双分支或三分支阻滞。

13　心房待用型起搏器起搏

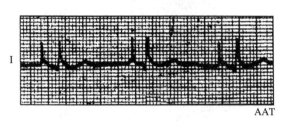

图 1-13　AAT 起搏心电图　起搏器感知 P 波后，发放的电脉冲完全落入心房的不应期内

　　心房待用型起搏器 (AAT) 的起搏电极同样可感知到心房自身电活动，而感知后的反应则是立即释放出一个落在心房不应期内的刺激 (T)，这个刺激是无效的，因而也是无害的 (图 1-13)。无论是 AAI，还是 AAT 都是心房起搏，都有下述优点：①保持心房对心室的充盈作用，因而能改善血流动力学状态；②保持房室同步性，从而可防止单纯心室起搏时引起的室房传导，后者可能带来有害的血流动力学影响和诱发起搏器综合征。因此无论是 AAI，还是 AAT 均属于半生理性起搏的范畴，适用于窦房结疾病引起的心率缓慢者。但由于 AAT 有类同于 VVT 相似的缺点，易引起电池耗竭，现已很少应用。

14　非同步心房起搏时心电图

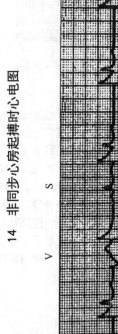

图1-14　病窦综合征患者置入AOO型起搏器后的起搏心电图　V为自身室性搏动，S为窦性心律

非同步心房起搏（AOO）时，起搏电极放置于心房（一般为右心房），脉冲发生器以固定频率发放电脉冲，刺激心房，但此时电极和脉冲发生器无感知功能（图1-14）。因此，若有自身心房电活动存在，可发生房性竞争心律，甚至引起房性快速心律失常（房性心动过速、心房颤动、扑动）。另外，由于其不具备起搏心室功能，因而也不宜用于已有或可能发生房室传导障碍的病人。显然它也不能用于慢性心房颤动、扑动或心房肌兴奋性低下（心房麻痹）的患者。埋藏型AOO起搏器现已不用于临床，但AOO方式常用于临时起搏，偶可用于终止室上性心动过速。

15　非同步心室起搏时起搏

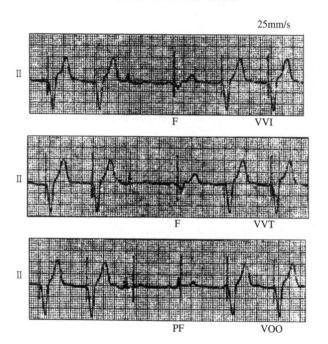

25mm/s

图 1-15　各种非同步心室起搏的心电图　从上至下分别为 VVI、VVT 和 VOO 起搏。F 为融合波，PF 为假性融合

　　非同步心室起搏器 (VOO) 也称为固定频率型心室起搏器。此型起搏器是最早期的埋藏型起搏器，20 世纪 60 代初应用于临床。主要用于完全性房室传导阻滞患者以提供频率支持。完全性房室传导阻滞是当时最主要的心脏起搏适应证。由于起搏器没有感知线路，因而不能感知到患者自身的心电活动，脉冲发生器仅能以事先设置的恒定频率发放电脉冲，与患者自身心律完全无关。仅当起搏电刺激落在自身心室搏动的心室不应期外时，才能夺获心室 (图 1-15)。

16 房室顺序收缩心室抑制型起搏器起搏

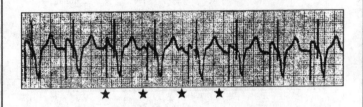

★ ★ ★ ★

图 1-16 DVI 起搏模式心电图 Ⅱ导联显示伴心房竞争的 DVI 起搏，星号所示为刺激信号前的自身 P 波，但因此刺激信号落于心房的不应期内，未能夺获心房，随后的每一刺激均夺获心房

  房室顺序收缩心室抑制型起搏器（DVI）两个起搏电极分别置于心房和心室，起搏器发放脉冲分别刺激心房和心室。心房激动和心室激动之间的延迟时间为 0.12～0.20 s，以保证房室收缩的顺序。因此种起搏器的心室电极亦有感知功能，所以当有心室自身激动发生时，起搏器被抑制（图 1-16），因而亦有按需功能。

17　VAT 起搏方式起搏心电图

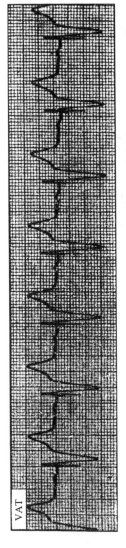

图 1—17　VAT 起搏模式的心电图　心房同步心室起搏

心房同步心室起搏器简称 VAT，是最早用于临床的双腔起搏器。起搏器感知窦性 P 波后的反应是触发一个刺激脉冲，使心室起搏，但它没有感知心室内信号的能力，因而可产生心室竞争。此种起搏器的两根电极分别置于心房与心室。置入心房的电极只起感知作用，不发放脉冲，置入心室的电极只发放起搏脉冲，不具备感知功能。心房电极感知心房激动心室。心房电极可感知 P 波，在 P 波发生后 0.12 ～ 0.20 s，即触发起搏器发放脉冲，通过心室电极激动心室（图 1—17）。VAT 起搏器可保持心房、心室起搏的生理顺序，又可随人体的生理需要而使起搏频率增加或减少。适用于窦房结功能正常的Ⅲ度房室传导阻滞者，不适用于病窦综合征、心房扑动、颤动伴房室阻滞患者。本型起搏器的不应期为 400 ～ 500 ms，如应用本型起搏器的患者发生了房性心动过速、心房扑动、颤动等心律失常，当心房激动 >150 次 /min 时，便不能被感知，故不会出现过快的心室频率。

18　VDD 起搏器起搏心电图

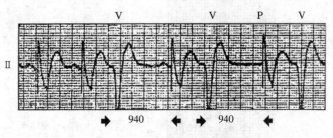

图 1−18　心房同步心室按需起搏的心电图

　　前两次心搏为起搏器感知窦性 P 波后，发放心室刺激，使心室除极。但 VDD 起搏器能感知心室，因而室性早搏（图中第 3，第 5 个 QRS 波）后不出现心室刺激，避免发生心室竞争以致心室颤动的可能。VDD 起搏方式亦可称为 VDI/T 方式。心房同步心室按需型起搏器，简称 VDD 起搏器，是在 VAT 起搏器的基础上进展而来的。虽然 VAT 起搏器具有生理性频率反应和房室顺序收缩的优点，但不能感知心室激动是其最大缺点，因而易与自身激动形成竞争心律，甚至有发生 R on T 致心室颤动的可能。而 VDD 因为具有心室感知功能，可避免竞争性心律和心室颤动（图 1−18）。此种起搏器适用于窦房结功能正常的完全性房室传导阻滞患者和因心室起搏发生了起搏综合征伴窦房结功能正常的房室传导阻滞患者。但是有以下情况之一者不能用 VDD 型起搏器：①病窦综合征；②室上性快速性心律失常；③巨大右心房；④心腔内 P 波振幅 <2.5 mV；⑤有心房扑动或颤动；⑥有逆行房室传导而致折返性心动过速；⑦心房兴奋性低下。

19　DDI 起搏

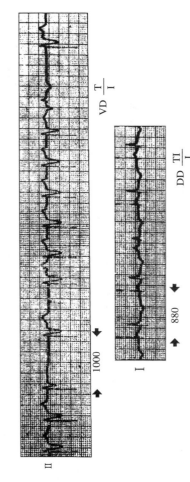

图 1-19　VDD 起搏和 DDI 起搏的差异　上图示病窦综合征患者 VVI 起搏时出现反性心动过速 (VDD 方式时)，以 DDI 方式起搏时 (下图)，起搏综合征缓解，心动过速消失

DDI 起搏方式更多情况下是 DDD 起搏器功能的一个重要组成部分。此型起搏器，心房电活动可被感知但却不能引起心室刺激的发放。因为它的上限频率等于下限频率或程控的频率。在心房通道内的感知 (感知心房内的电活动) 可抑制心房刺激的发放，但不重整 A-V 延迟时间。因此 DDI 起搏器没有频率反应性的功能，只可能有一个心室起搏频率。此型起搏的主要优点是可以防止心房竞争并可以预防起搏个导的心动过速和起搏综合征 (图 1-19)。

20　DDD 起搏器起搏

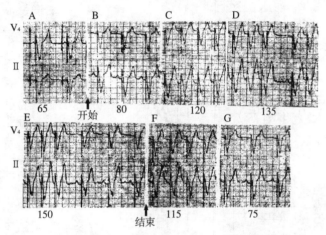

图1-20　DDDR起搏的心电图　DDD起搏时,V₄和Ⅱ导联同步记录,
最小心房感知频率 70 次 /min, 最大心房跟踪频率 150 次 /min。
休息时, 以 65 次 /min 刺激心房和心室; 运动开始后, 窦性频率
渐增加至135 次 /min, 仍为 1∶1 房室传导。偶有 P 波未被感知,
可能为房性早搏。窦性频率增加到 150 次 /min 时, 出现 2∶1 阻滞。
运动终止时, 窦性 P 波变慢并被感知

　　DDD 起搏器又称为全自动起搏器, 既能模拟人类窦房结和
房室结的生理功能, 按顺序起搏心房和心室, 又能感知心房和心
室自身的电活动, 感知之后的反应方式有触发和抑制两种。它能
根据心脏的电生理情况而自动选择和更换发放脉冲的方式。如病
人有自身的心房和心室搏动, 则起搏器全部被抑制。如无自身的
心房搏动, 或心房率过缓, 起搏器则发放脉冲起搏心房, 经一定
的房室延迟后刺激心室 (心室无自身搏动时)。DDD 起搏器感知
患者自身心房电活动后以抑制型 (抑制刺激心房的电脉冲发放)
和触发型 (在规定 A-V 延迟时间内无自身心室激动产生, 则触
发电脉冲释放到心室) 两种方式之一进行工作 (图 1-20)。

21 心房颤动时的 DDD 起搏

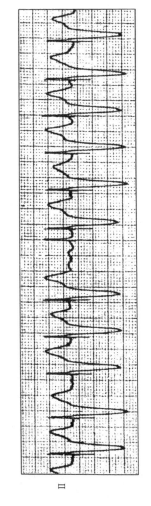

II

图 1-21 心房颤动时 DDD 起搏器以 DVI 方式起搏 一例有症状的窦性心动过缓患者安置 DDD 起搏器后随访期间发生心房颤动。描记心电图时起搏器感知了某个心房颤动波，以 VAT 方式起搏，因而表现为不匀齐的心室起搏节律。从图左侧起第 6 个搏动是以 DVI 方式起搏的，其 AV 间期为 150 ms。起搏器的程控状态是 DDI 工作方式，低限频率 70 次/min，AV 延迟 150 ms。

DDD 起搏器的主要优点是能在每次心搏的基础上，自动调整为最适当的起搏方式，可根据患者自身心律的频率和 P-P 间期以及心室的逸搏频率而做适应性改变。这样可根据患者的不同情况做适当的起搏方式，AAI 等不同方式进行工作，从而进一步减少起搏器并发症的发生。VDD、VAT（图 1-21）和 VDD 以及心室的逸搏频率而做适应性改变。通过选择最适当的起搏方式而获取最大的血流动力学效应，从而进一步减少起搏器并发症的发生。

22　DDD 起搏器以 AAT 和 DVI 方式工作

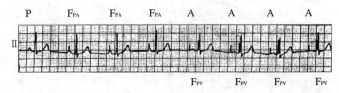

图 1-22　DDD 起搏器以 AAT 和 DVI 起搏的心电图　患者因窦性心动过缓和发作性晕厥安置 DDD 起搏器，描记心电图时的程控状态是：工作方式 =DDD，AV 延迟期 =200 ms，下限频率 =60 次 /min。患者的自身窦性频率为 59 ～ 16 次 /min。自图左侧起，第一个心搏是正常窦性搏动。第 2 ～ 4 个心搏波也是窦性 P 波，但有心房刺激信号重叠其上，形成伪心房融合波，其产生机制是右房电极周围的心肌已被窦性冲动所除极，但起搏器的工作方式是 AAT。第 5 ～ 8 个心搏系起搏发放的心房刺激夺获了心房，但心房冲动传至心室的间期稍短于 AV 延迟期，因此起搏器虽也释出了心室刺激，但未能夺获心室（QRS 波的形状与正常窦性搏动的一样），只是在心电图上心室刺激信号与下传产生的 QRS 波重叠，形成伪心室融合波，此时的起搏方式是 DVI

　　DDD 起搏器可自动地以下述四种方式之一进行工作，且自始至终保持房室收缩的同步性（图 1-22）。①双腔房室顺序方式：此时心房和心室均被起搏。起搏的频率是程控的下限频率，AV 延迟时间也可由程控决定。②心房起搏方式：有窦性心动过缓而无房室阻滞时，起搏器按照程控的下限频率发放电脉冲，刺激心房，此心房除极冲动沿房室传导系统下传心室，因而心室输出信号受到抑制。此时房室收缩的同步性仍然存在，但起搏频率却是固定的。③心房跟踪方式：通过"跟踪"或追随心房电活动触发心室起搏，心室起搏的频率是由窦房结的频率所决定的。每个被感知的 P 波触发一次 AV 延迟间期，在它的末尾，如果无自身心室电活动被感知，就起搏心室（亦即 VAT 方式）。④完全被抑制方式：当自身心房率超过 DDD 起搏器的下限频率，并能以短于程控的 AV 间期经房室传导系统下传至心室，这时 DDD 起搏器可以是完全静息的，亦即处于完全被抑制状态（OOO 方式）。起搏器的心房和心室通道均受抑制取决于几个程控参数，诸如下限频率和 AV 延迟间期，程控后者将控制是否允许发生自身房室传导。

23 AAIR 起搏

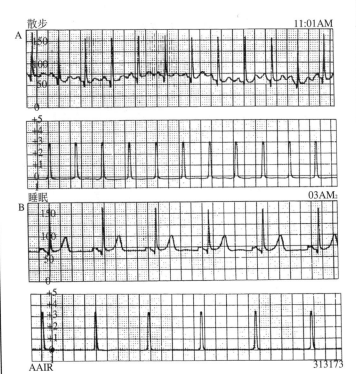

图 1-23 AAIR 起搏的心电图 患者因病窦综合征而置入了 AAIR 起搏器（传感器感知患者活动时的重力加速度，起搏器型号为 Swing100）。程控状态为：①工作方式＝AAIR；②下限频率＝76 次/min；③上限频率＝125 次/min；④睡眠频率＝60 次/min。A：患者于散步时，起搏频率加快为 124 次/min；B：于睡眠时，起搏频率低于程控的下限频率为 60 次/min。整个 A 与 B 系用 Holter 记录，A、B 上行均为心电图导联（CM_5 导联），下行为起搏信号专用通道

　　频率适应性起搏器或称频率调节性起搏器是最近 10 年内发展起来的新型起搏器，属于生理性或半生理性起搏器的范畴。可分为频率适应性单腔起搏和频率适应性双腔起搏两大类。AAIR（图 1-23）是最常见的频率适应性单腔起搏类型。

24　VVIR 起搏

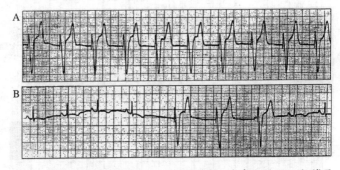

图 1—24　VVIR 起搏的心电图　病窦综合征患者安置 VVIR 起搏器
(Swing100) 心电图。A：以下限频率 70 次 /min 起搏；B：左侧前
4 个和后两个搏动都是窦性搏动；第 5、6 两个系起搏器以程控
的睡眠频率 (55 次 /min) 起搏的搏动，而第 7 个系起搏搏动与窦
性搏动的融合波

　　频率适应性单腔起搏器的另一类型为 VVIR（图 1-24），此
种起搏器严格说来只能算半生理性起搏器。因为生理性起搏器的
要求是：①保持心房对心室的充盈作用；②保持房室顺序性收缩
即房室同步性；③起搏频率能随机体对心输出量需求高低而增减。
心输出量＝每搏量 × 心率。静息状态下或轻度运动时，房室同
步性对增加每搏量是重要的，而在中、重度体力活动或运动时，
房室同步可使输出量增加 20% ～ 30%，而心率增快可增心输出
量达 300%。因而心室率的增加比房室顺序性更为重要，尤其在
左室受损和左室充盈压业已增高时。

25　DDDR 起搏

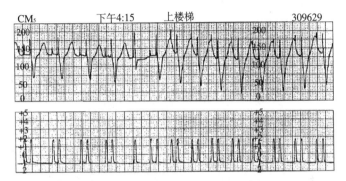

图 1-25　DDDR 起搏的心电图　患者因有症状的病窦综合征并因文氏点<130 次 /min 而安置 DDD 起搏器 (Ergos 02 型)。这一份心电图是患者在上楼梯过程中 Holter 记录的一部分。可以看出上楼时双腔起搏频率由 88 次 /min 逐渐增快至 117 次 /min。起搏方式均为 DVI，但第 5 个搏动是以 VAT 方式起搏的，因为起搏器感知了一个房性早搏 (埋在其前的 T 波内)

　　DDDR 起搏器是真正意义上的生理性起搏器，它既保持了心房的输送功能和房室收缩的同步性，同时它还能随机体对心输出量需求的增减而改变相应的起搏频率 (图 1-25)。它具有频率适应性起搏的前提是具有能反映代谢需要的生物传感器，也就是一个换能器。它能感知代谢增高和运动时的效应，即某些生理指标的变化而产生一个电信号，被起搏器的电子线路感知后可通过微处理器的算法系统而改变其起搏频率。目前已有好几种传感器用于频率适应性起搏器，如体动感知、呼吸或通气量感知、中心静脉血液温度和 QT 间期以及自主神经等。

26 AAIR 起搏

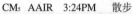

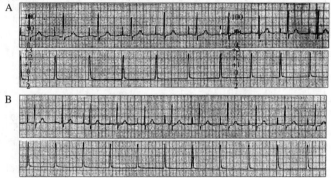

图 1-26 AAIR 起搏的心电图 安置了 AAIR (Swing100) 起搏器的患者于散步时的 Holter 记录片断。A、B 两条是连续记录的。散步时，心房起搏频率由 64 次/min 增快至 79 次/min

体动感知的频率适应性起搏器应用最早，同时又是目前研究得最多、被广泛接纳的频率适应性起搏器。目前常用的技术方法为压电晶体法与加速度计法。压电晶体法是通过放置在脉冲发生器机壳内面向胸大肌的压电晶体而感知肌肉振动的大小，从而高速起搏脉冲的发生频率（图 1-26）。

27　加速度计型体动频率适应性起搏器

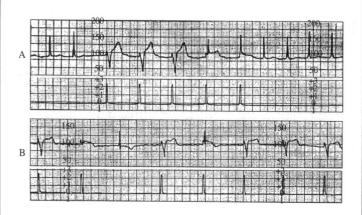

图 1-27　频率适应性起搏的心电图　加速度计型体动频率适应性起搏器 (Swing100) 的睡眠频率(A: 程控的下限频率 =70 次 /min; B: 睡眠频率 =55 次 /min)

　　压电晶体法是通过放置在脉冲发生器机壳内面朝向胸大肌的压电晶体感知肌肉振动的大小而调整起搏脉冲的发放频率，而加速度计法的传感器却是以"支架"方式连接于脉冲发生器的电子线路板上，通过身体活动时产生的加速度而加速起搏脉冲的发放频率。加速度有三个轴向，即前—后向、左—右侧和上—下向。主要测定的是前—后向的加速度，其次是侧向的（如行走时手、臂的摆动）。加速度信号经快速傅立叶转换 (FFT) 成不同的频率（主要在 4 Hz 处），再决定其反应方式。

28 安置 DDDR 起搏器患者平板运动试验时的心电图

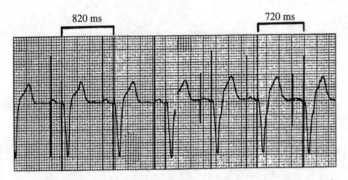

图 1—28　DDDR 起搏器运动时的心电图　患者以 1.5 m/h，6% 坡度做平板运动试验前、后的心电图记录，记录开始时的 RR 间期为 820 ms，终止时缩短为 720 ms

　　体动传感器有下述几大优点：①传感器很结实，且压电晶体法在技术上非常成熟；②传感器密封在脉冲发生器机壳内部，受到良好保护，长时间内可保持功能稳定；③可采用标准的起搏电极和置入技术；④耗电小；⑤该方法能提供即刻反应的能力，这点对患者日常生活中所需的频率适应是很重要的（图 1-28），这个技术也因此用于多传感器频率适应性起搏。

29　安置 DDDR 起搏器患者活动平板运动试验时的 Holter 记录

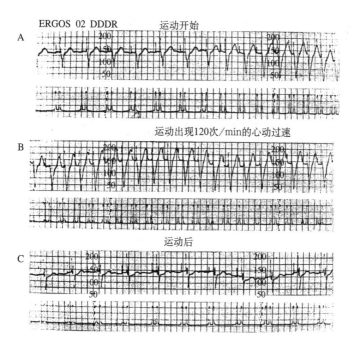

图 1-29　DDDR 起搏器运动时的动态心电图　A、B、C 分别示运动前、中、后起搏频率的跟踪变化

　　理想的生理性起搏器应用了良好的变时性反应，即当患者活动时有迅速增快的心率加速反应，而当活动停止时有缓慢递减的心率减慢反应。因为大多数情况下，患者每天大多数体力活动是相对短暂的，迅速增快的心率加速是日常生活所必需，而活动停止时缓慢递减的心率变慢可减轻患者不适。

30 体动传感型 DDDR 起搏器不恰当的频率增快

DDDR   60/160/120

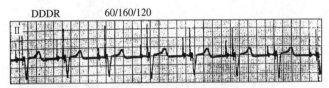

休息时ECG约60次/min

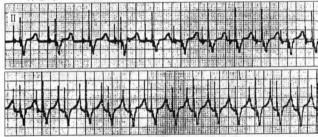

活动右上肢，心率加快达100次/min

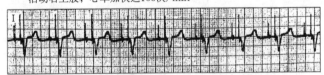

休息约5 min后心率约73次/min

图 1-30 DDDR 起搏器在不同状态时的心电图 置入 DDDR 起搏器患者用右手刷牙时，起搏频率增加到 100 次/min

体动传感型 DDDR 起搏器亦有显而易见的缺点，包括：①易于感知非生理振动（例如骑在摩托车上、坐卧于在崎岖不平道路上行驶的汽车内）；②对某项活动（如在软地面上行走）的敏感性低于其他活动（如上、下楼梯）；③下楼时起搏频率增快程度大于上楼；起搏器埋置侧肩、臂活动（如刷牙）时，往往引起不必要的频率增加（图 1-30）。

31 DDD 起搏器以 AAI 方式工作

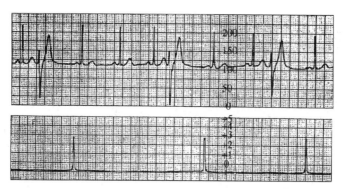

图1-31 DDD起搏器以AAI方式起搏的心电图表现 为Holter记录，
上行为CM₅导联，下行为PM导联。第 3，7，10 心搏为心房起搏，
房室传导间期为 160 ms，心房逸搏间期为 840 ms。第 1，4，5，
8 心搏为窦性夺获，PP 间期为 800 ms，短于心房逸搏间期而夺获
心房，为 AAI 工作特点。第 2，6，9 心搏为室性早搏且被感知，
从而抑制了电脉冲发放

DDD 起搏器可表现为 AAI 工作方式，见于以下两种情况（图
1-31）：①患者房室传导功能正常，窦房结功能障碍（窦性心动
过缓、窦性停搏和窦房传导阻滞），程控的 AV 间期长于自身下
传的 PR 间期；②患者房室传导功能正常，存在窦性 P 波，无室
性异位搏动时，可直接将 DDD 程控为 AAI 的工作方式。

32　DDDR 起搏器不恰当的起搏频率加快

ERGOS 02　DDDR

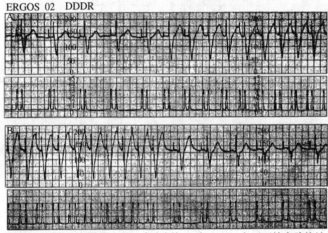

翻身时胸壁挤压起搏器出现心动过速约120次/min，上下两帧实验统计

图 1-32　DDDR 起搏器体位发生变化时的心电图表现　因完全性房室阻滞置入 DDDR 起搏器患者俯卧时，引起起搏频率加快

　　采用压电晶体法感知振动波型的体动频率适应性起搏器的缺点还包括：①压迫或拍击脉冲发生器埋置处胸壁，往往也可以引起起搏频率加快；②患者于卧位时脉冲发生器受压亦可引起起搏心率较长时间不必要的增快（图 1-32）；③运动结束后，起搏频率回到基础水平的速度太快（正常人是逐渐减慢的），可使患者感觉不适。上述缺点在加速度计型的体动频应性起搏器时很少发生。

33　DDD 起搏器以 VAT 方式工作

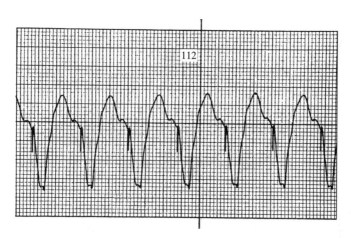

图 1-33　DDD 起搏器以 VAT 方式起搏的心电图　112 次 /min 的心房同步心室起搏

　　VAT 的含义指起搏器感知心房激动(窦性P波或异位心房波)后，程控的 AV 延迟结束时，起搏器发放电脉冲起搏心室。DDD 起搏器采取 VAT 工作方式的条件：患者自身的心房频率快于起搏器程控的下限频率而自身房室传导间期（PR 间期）长于程控的 AV 延迟时间（图 1-33）。

34　DDD 起搏器以 VDD 方式工作

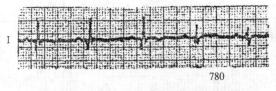

I

780

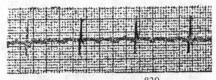

830

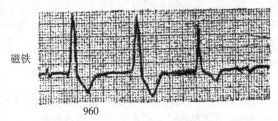

磁铁

960

图 1-34　DDD 起搏器以 VDD 方式起搏的心电图　I 导联示 VDD 起搏时的心室融合波。在磁铁方式时，窦性 QRS 波非常小，可见有心室融合波，而起搏 QRS 波高而宽。在 VDD 模式时，QRS 波小而窄，绝大部分前面可见有刺激脉冲

　　VDD 的含义指起搏器感知心房激动后，在程控的 AV 延迟结束时，触发起搏器发放电脉冲起搏心室，即 VAT 工作方式。与 VAT 不同之处是当出现提前的心室激动可被起搏器感知，抑制发放电脉冲起搏心室，即 VVI 工作方式，因此 VDD 是 VAT和 VVI 两种工作方式的综合。DDD 起搏器以 VDD 方式工作（图1-34），其原理类同于 VAT。

35　DDD 起搏器以 DVI 方式工作

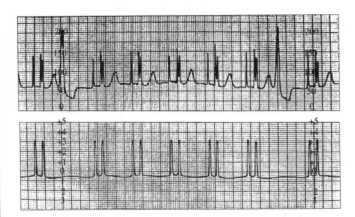

图 1-35　DDD 起搏器以 DVI 方式起搏的心电图　DDD 起搏器以 DVI 方式工作的 Holter 记录。上行为 CM₅ 导联，下行为 PM 导联。第 1，3，7，9 心搏为起搏器发放一对心房和心室电脉冲分别刺激心房和心室，系房室顺序起搏（DVI 工作方式）。第 2，8 心搏为室性早搏，发生在 AV 延迟和其前的心室激动有效不应期之外，被起搏器感知，并抑制心房和心室电脉冲发放，故无起搏信号（重整心房逸搏间期）

　　DVI 是指当患者自身心房率低于起搏器程控的下限频率时，起搏器便发放脉冲刺激心房，在程控的 AV 延迟结束后又发放脉冲刺激心室，即房室顺序起搏。如在心室的不应期外出现室性早搏，可被起搏器感知，并抑制心房和心室刺激脉冲的发放（图 1-35）。DDD 起搏器采取 DVI 工作方式的条件为：患者自身的心房频率慢于起搏器程控的下限频率，且房室传导时间长于程控的 AV 延迟间期。一般来说，使用 DVI 的患者多存在窦房结和房室结的双结病变，以心动过缓型心律失常为主。当然也可以根据情况，将 DDD 起搏器的工作方式直接程控为 DVI 工作方式。

36　DDD 起搏器发生文氏型 AV 传导阻滞

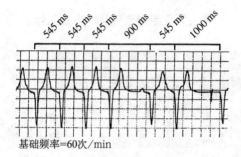

基础频率=60次/min

图 1-36　DDD 起搏器发生文氏型 AV 阻滞心电图　最大跟踪频率 110 次 /min，发生 2：1 阻滞时心动周期从 545 ms 增加到 1000 ms

　　DDD 起搏器因具有感知心房触发心室起搏的功能，过快的心室频率可造成患者的不适，为防止过快"P"波被感知和触发心室起搏，起搏器可采用上限频率或房室阻滞来限制心动过速。当心率增快达到上限频率时，便不会再上升，维护在此限制的频率水平以下，其频率可以程控调整。上限频率可通过心房不应期算出，可通过程控心室和心房的不应期及 AV 间期而控制最大的心室跟踪频率，即凡在总心房不应期之外的"P"波都可感知而触发心室起搏，而短于总心房不应期的自身 PP 间期的"P"波则不被感知，此时可出现跟踪频率突然下降的现象，叫作固定频率阻滞。为防止这种起搏频率突然变慢的现象出现，现多采用文氏方式限制最高频率而不采用程控不应期的方法。快的心房频率超过上限频率时，DDD 起搏器现多采用文氏型房室阻滞的方法加以限制。但是文氏型快频率限制也会受最大跟踪频率和心房不应期的影响，快频率间期必须长于心房不应期。起搏器文氏周期的 AV 长度为上述两个间期之差。例如，起搏器程控的 AV 间期 200 ms，心室后心房不应期为 250 ms，则总的心房不应期为 450 ms。如果最大的心室跟踪频率被程控为 125 次 /min(480 ms)，则不可能发生文氏现象，因文氏周期的 AV 间期仅 30 ms (480−450=30)，当心房不应期为 450 ms 时，最大的上限频率不能超过 133 次 /min。当上限频率为 100 次 /min(600 ms)，起搏器对快的心房率的反应则是文氏现象，AV 间期为 150 ms，即 (600−450)。总之为了能发生文氏反应，起搏器的上限频率间期必须长于心房不应期，上限频率间期和心房不应期决定了起搏器对快的心房率是发生 2：1 阻滞还是文氏现象。

37 DDD 起搏器发生 2：1 AV 阻滞

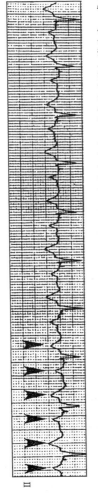

图1-37 DDD 起搏器发生 2：1 阻滞 的心电图 II导联显示患者在最大运动负荷时的起搏反应。患者运动负荷最大时心率达170次/min，但每隔一个P波（第2、4、6）落在程控的心房感知不应期内（350 ms）未被感知而表现为2：1 阻滞

当快速心房率超过DDD 起搏器的上限频率时，亦可发生2：1 AV 阻滞，不使心室率过快，往往在上限频率间期等于或小于心房不应期发生2：1 AV 阻滞（图1-37）。上限频率间期和心房不应期决定起搏器对快的心房率反应是2：1 AV 阻滞还是文氏型AV 阻滞，附表做了进一步解释。

附表 URLI（上限频率间期）和 AERP（心房不应期）与 AV 类型关系

AERP URLI	300 ms (200 bpm)	350 ms (171 bpm)	400 ms (150 bpm)	500 ms (120 bpm)	600 ms (100 bpm)
600 ms(100 bpm)	文氏(100 bpm)	文氏(100 bpm)	文氏(100 bpm)	文氏(100 bpm)	2：1 (100 bpm)
480 ms(125 bpm)	文氏(125 bpm)	文氏(125 bpm)	文氏(125 bpm)	2：1 (120 bpm)	2：1 (100 bpm)
400 ms(150 bpm)	文氏(150 bpm)	文氏(150 bpm)	2：1 (150 bpm)	2：1 (120 bpm)	2：1 (100 bpm)
343 ms(171 bpm)	文氏(175 bpm)	文氏(171 bpm)	2：1 (120 bpm)	2：1 (120 bpm)	2：1 (100 bpm)

38　快速心房率时 DDD 起搏器的回退保护功能

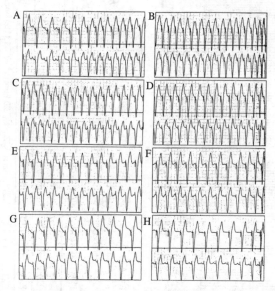

图 1-38　不同心房率时 DDD 起搏反应的心电图　A 到 H 为 II 导联和 V₁ 导联的同步记录。A 到 C 表示 DDD 起搏心房频率跟踪后发生起搏器介导的心动过速(PMT)并超过上限频率，D 到 G 表示 DDD 起搏转变为 VVI 起搏。当心房率低于上限频率时，心动过速终止，并重新出现房室同步起搏

　　已置入 DDD 起搏器的患者出现自身心房率超过上限频率时，心室率可减慢至程控的下限频率水平，即回退保护功能。回退保护功能可以两种方式工作。其一是失去房室同步，起搏器从心房感知变为 VVI 工作方式（图 1-38），不使起搏器感知快速心房激动，避免触发心室起搏而使心室率增快。心室率可逐渐降低至程控的回退保护功能频率水平。另一种方式是保留房室同步，心室起搏频率以文氏型 AV 阻滞逐渐降至程控的回退保护功能频率水平，低于程控的上限频率。

39 频率平稳化（rate smoothing）

没有频率平稳化

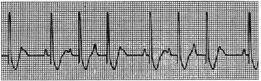

有频率平稳化(6%)

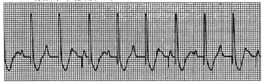

图 1-39 频率平稳化起搏的心电图 DDD 起搏器因心房率过快，以 VAT 工作方式可发生心动过速，起搏采用 6% 频率平稳化，限制室率增快

当患者出现房性快速心律失常，心室频率过快时，DDD 起搏器也可启用频率平稳化功能加以限制，不使心率太快。频率平稳化用百分数表示，有 3%、6%、12.5%、25% 等。其方法是采用前一个心室起搏周长的百分数数值，加于后一个心室起搏周长之内，使起搏间期延长，心率变慢。例如： 用 6% 频率平稳化，患者前一个（第一个）心室起搏周长为 500 ms（120 次 /min），则第二个心室起搏周长 =500×0.06+500 ms(113 次 /min)，第三个心室起搏周长 =530×0.06+530=562 ms（106 次 /min），如此持续下去，直至达到所需要的心室频率（图 1-39）。当将 DDD 起搏器的各项限制心动过速功能启用时，则前面各例所述的房室阻滞（AVB）、频率回退保护功能、频率平稳化等项程控参数发挥作用，使心室率不会超过上限频率，此即所谓的综合措施。

40　起搏器负性频率滞后作用

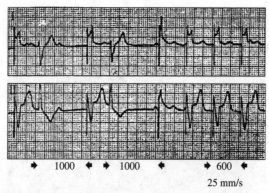

→ 1000 ← → 1000 ← → 600 ←

25 mm/s

图 1-40　起搏器负性频率滞后的心电图　Ⅰ、Ⅱ导联同步记录显示起搏频率滞后。起搏周长为 600 ms，逸搏间期为 1000 ms。第 2，4 个 QRS 波群为室性异位搏动，其后为频率滞后表现。第 5 个 QRS 波为融合波

　　起搏器的滞后度是指起搏器逸搏周期和起搏周期的差别。当起搏器调为有滞后功能时，可规定为正性滞后还是负性滞后。正性滞后指逸搏周期短于起搏周期，负性滞后指逸搏周期长于起搏周期。滞后度用起搏间期和逸搏间期的差数表示 (ms)，可程控范围 50～300 ms。负性滞后的目的是尽可能恢复自身心律。一般用于病窦综合征的病人，例如起搏周期定为 860 ms（相当于 70 次 /min），逸搏周期定为 1200 ms（相当于 50 次 /min），则当自身心率变慢时，自身的心搏周长要延长到 1200 ms 时，起搏器才施予刺激。一旦由起搏器连续起搏，则其起搏节律为 70 次 /min。而正性滞后的目的是减少异位心搏的发生机会，一般用于某些有室性早搏的患者。由于滞后功能的实用价值有限，且滞后功能的心电图表现有时与起搏器障碍的心电图难以鉴别，易导致误判，因而现在的起搏器较少使用该功能。

41 DDD 起搏频率可能高于程控规定的低限频率

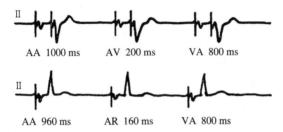

图 1-41 起搏间期与心率的关系心电图表现 起搏器程控规定的参数为：低限频率60次/min（周长1000 ms），房室延迟时间200 ms，故其心房逸搏间期为800 ms。上条为房室顺序起搏方式，起搏频率为60次/min。下条为心房起搏、下传心室方式，起搏频率为63次/min，这是因为下条的AR间期短于上条间期之故

低限频率也称为下限频率，指起搏器的基本起搏频率，当自身心律低于规定的起搏器下限频率时，起搏器就给予支持起搏，此下限频率可程控的范围一般为30～150次/min。DDD起搏器的下限频率有两种设计原理，其一是以心室激动（包括自身的QRS波及起搏的V波）为基准，起搏器的下限频率由心房逸搏间期来保持，起搏器的心房逸搏间期可以是R（自身的QRS波）A(起搏器的A脉冲)间期，也可以是V（起搏器的V脉冲）A间期。起搏器的心房逸搏间期等于规定的下限频率相应周长减去规定的AV延迟时间，例如规定起搏器的下限频率为60次/min，其相应周长为1000 ms；规定的AV延迟时间为200 ms，则起搏器的心房逸搏间期自然地被定为800 ms。在心电图上（也就是实际上）的起搏器下限频率（起搏器的A脉冲）或AA间期，这个间期是由AV间期（可以是PR、PV、AR、AV）和VA间期（可以是RA、VA）组成的，如果QRS波是P或A下传的，则PR或AR间期要比规定的AV间期稍为短一点，使实际的频率比规定的下限频率稍为快一点（图1-41），因此在实际观察病人时应注意这点。

42　以心房激动为基准的起搏器低限频率

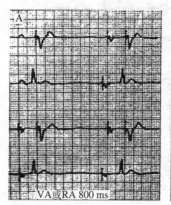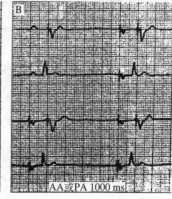

图1-42　以心房激动为基准的起搏心电图　A：以心室激动为基准，心房逸搏间期由V决定，为800 ms，PA、AA间期不一定是1000 ms；B：以心房激动为基准，心房逸搏间期由A决定，PA、AA间期总是1000 ms

　　如果DDD起搏器频率的设计是以心房激动为基准，则心房逸搏周期由PA或AA间期决定，因此实际的低限频率总是规定的低限频率（图1-42）。

43　心房起搏的房室延迟时间与心房感知的房室延迟时间的差别

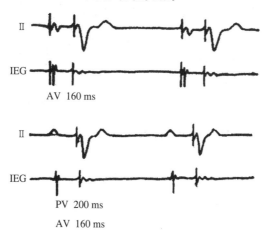

图 1-43　起搏的房室间期与感知的房室间期差异的心电图　起搏器程控规定的房室延迟时间为 160 ms。IEG 为心房电极的心腔内心电图。上帧：心房起搏的 AV 间期 160 ms。下帧：心房感知的 PV 间期长于 160 ms，这是因为起搏器感知的是心房电极处 A 波的本位曲折，它落后于体表心电图 P 波之起点

　　房室延迟时间是指心房刺激脉冲（A）至心室刺激脉冲（V）或感知 P 波至触发释放心室刺激脉冲（V）之间的间期，相当于心电图上的 PR 间期（起搏心电图上 AV 或 PV 间期）。但是，虽然同在规定的同一房室延迟时间控制之下，房室顺序起搏的 AV 间期，要比感知 P 波触发心室起搏的 PV 间期略为短一点。因为起搏器感知 P 波的时相不在体表心电图 P 波的起点，而是在起搏电极所记录的腔内电图的本位曲折处（图 1-43）。起搏器出厂时的 AV 延迟时间为 175 ms，程控范围为 25 ~ 250 ms。

44　起搏器的上限频率（最大跟踪频率）

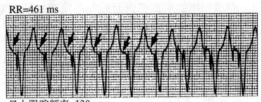

RR=461 ms

最大跟踪频率=130 ppm
最大感知频率=130 ppm

图 1—44　起搏器快速跟踪心房频率心电图　起搏器的上限频率
为 130 次 /min

　　起搏器的上限频率是指起搏器感知快速的心房活动尽所能出
现的最快心室起搏频率，又称为最大跟踪频率。一般起搏器的上
限频率为 125 次 /min，程控范围一般为 100 ~ 175 次 /min(图
1—44)。

　　双腔起搏器因能感知心房电信号，触发心室起搏，在此情况
下，如心房率过快时，心室频率也可随之加快。为防止产生此
种副作用，双腔起搏器设计有一种能控制快速心率用的程控参
数——上限频率或最大心室跟踪频率。上限频率限制的是心室起
搏频率，而不是心室自身心搏的过速频率，心室自身的过快心搏，
并不能被起搏器的上限频率控制。上限频率控制心室起搏的机理：
当心房的激动被起搏器感知而触发起搏器释放心室刺激脉冲时，
心室刺激脉冲的释放时机需按规定的上限频率周长控制，VV 或
R(自身的 QRS 波)V 间期不得短于规定的上限频率周长。

　　前面 (图 1—36) 中已经提到，可通过程控起搏器的心房不应
期来控制心室跟踪起搏的频率过快，即在起搏器心房不应期内发
生的心房激动不会触发对应的心室刺激脉冲。例如，某一起搏器
设定的心房不应期为 400 ms，当发生快速房性心律失常时，心
房频率达到 150 次 /min 之前，对应的心室起搏频率可达到 150
次 /min。但当心房频率进一步加快达 150 次 /min 之上时，一些
心房激动就会落在起搏器的心房不应期内，不会触发刺激心室的电
脉冲发放，心房激动和心室起搏搏动呈 2 : 1 跟踪关系，心室起搏
频率骤然从 150 次 /min 下降至 75 次 /min，因而心室跟踪频率的
变化就非常突然，非常不均匀。

45 双重起搏按需功能连续心电图

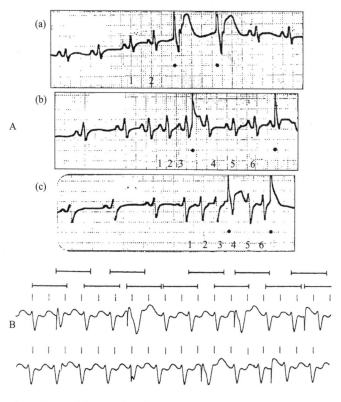

图 1-45　双重按需起搏工作方式时的心电图　A中(a)1、2,(b)、
(c)中 1、2、3;4、5、6 为连续的 R 波其频率超过了起搏器设置
的上限频率,起搏器转换成固定频率的方式起搏,圆黑点代表起
搏的 R 波

为了避免起搏器被外界"干扰信号"抑制，有些起搏器内置有转换电路，可使起搏器在感知到"干扰信号"后自动转变为非同步工作方式。而起搏器区分"干扰信号"的重要指标是被感知信号的重复频率，大部分起搏器将频率超过 250 ~ 300 次 /min的信号判断为"干扰信号"。起搏器转换电路使起搏器由同步方式转为非同步方式的原理是利用其不应期。既往的起搏器不应期期间只是不感知外来信号，也就是在起搏后或感知后规定的间期内，不能感知所有的信号，所以也没有对应的反应。而现在较新型的起搏器的不应期可分为两个部分：①第一部分中不感知所有信号（相当于绝对不应期）；②第二部分中起搏器能感知信号，但感知信号后，可使起搏器重整某些时间间期而不重整起搏器的低限频率周期。这一部分也可称为噪声取样期。起搏器在该期内感知信号后，可有多种反应方式。最多见的是重新开始另一个完整的不应期。此种设计方式可使起搏器在心动过缓时按脉冲发放周期发放刺激，而在自身心率稍快于起搏器频率时，脉冲释放受抑制，但是当出现心动过速时，起搏器可转为非同步工作方式。即起搏器具有双重按需功能。

46 双腔起搏器心房电路和心室电路的不应期

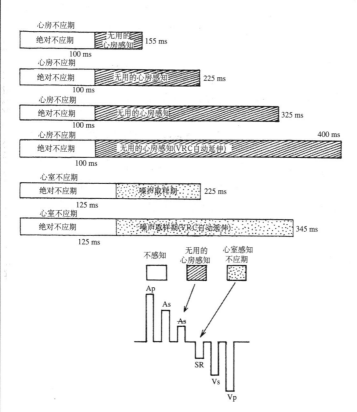

图1—46 Medtronic Symbios 7005、7006DDD起搏器的心房、心室电路不应期示意图 上部示心房电路中绝对不应期（图中注为100 ms）之后为一段无用的心房感知，在无用的心房感知中，感知信号后起搏器不发生反应。心室电路中绝对不应期（图中注为125 ms）之后为一段噪声取样期；下部示遥测功能标记道(marker channel)的标记符号。Ap=心房起搏。As=心房感知。As=无用的心房感知。Vp=心室起搏。Vs=心室感知。SR=心室噪声取样期感知

　　每一种类型的双腔起搏器有其各自的心房电路和心室电路的不应期。如 Medtronic symbtos 7005、7006DDD 起搏器心房电路的不应期为 255 ms，心室电路的不应期为 225 ms。从起搏的室波或感知的 QRS 波起开始心室的不应期，包括第一部分的 125 ms 的绝对不应期和第二部分 100 ms 的相对不应期（噪声取样期）。如果起搏器感知到一次室性早搏，则感知后的相对不应期自动延伸为 220 ms，使总的不应期延长到 345 ms。起搏器感知室性早搏后并不重整低限频率时间间期，但却重整其他时间间期，包括：①重新开始一个 345 ms 的心室不应期；②开始一个新的 V 波后的心房不应期（PVARP），并使其由 250 ms 延长到 400 ms （自动延伸 PVARP 的目的在于防止感知逆行 P 波）；③开始一个新的高限频率间期，以防止心房信号触发过快的心室起搏。

47　按需心室起搏

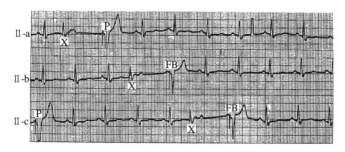

图 1-47　按需心室起搏的心电图　Ⅱ导联，a、b、c 为连续记录。基本节律为窦性心律偶伴心室夺获（以 X 标记），可见按需起搏器刺激信号带起的心室搏动（以 P 标记），　注意偶尔所见的心室融合波（以 FB 标记）

　　在 20 世纪 70 年代末期，按需型心室起搏就已取代固定频率心室起搏。按需型心室起搏有显而易见的优越性，此种起搏方式完全避免了病人自身节律与起搏节律的相互竞争。按需型起搏器仅在自身节律的 RR 间期超出提前预设的 RR 间期时才会发生作用。因按需型起搏方式是非常理想的起搏方式，尤其当病人为一过或间歇性的缓慢性心律失常时。

48　心房同步心室起搏节律

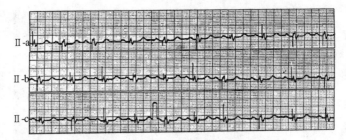

图1-48　DDD起搏器以VAT方式起搏的心电图　　Ⅱ导联，a、b、c
为不连续记录。图示窦性心律伴心房同步的起搏心律

　　接近生理状态的起搏器为心房同步起搏器（同步起搏、心房
触发起搏）。在此类型起搏器中，脉冲发生器是被心房除极的自
然窦性P波所触发，心室刺激经过一短暂的延迟才发生。此类
起搏器的最大优点就是能随体力活动的增加而增加相应的心输出
量，因为窦性P波的快慢完全由病人自主控制，能随体力活动的
增加而相应增加。此类起搏器的另一优点是保留有心房收缩对心
室充盈的辅助作用。因此，心房同步起搏器在年轻病人人群中和
需要大量体活动的病人人群中更有意义。当发生房性心动过速、
心房扑动和心房颤动时，该型起搏器能诱发不同程度的房室阻滞，
因此能维护理想的心室频率。

49 双腔按需起搏节律

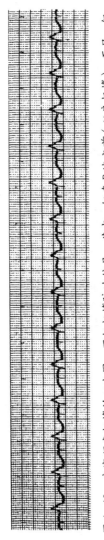

图 1—49 房室顺序起搏的心电图 两组起搏脉冲信号，其中一组在 P 波之前（心房起搏），而另一组在 QRS 波之前（心室起搏）

双腔按需起搏器由两个起搏单元组成：普通的（常规的）QRS 波抑制型心室起搏器和 QRS 波抑制型心房起搏器。在这种起搏方式中，心房起搏的逸搏同期短于心室起搏器的间期。因此，这两个逸搏同期之差是房室顺序延迟的决定因素。双腔按需起搏能顺序刺激心房和心室，单独刺激心室或完全不发放电脉冲。所以，起搏器能依据病人的需要自动发挥功能。通常，双腔按需起搏器适用于下列情况：①病窦综合征；②明显的房性缓慢性心律失常伴间歇性或完全性房室阻滞；③高度或完全性房室阻滞。在这些情况下，心房对心室的辅助充盈作用是必要的。双腔按需起搏器并不与自身心室收缩竞争。

50　冠状窦起搏心律

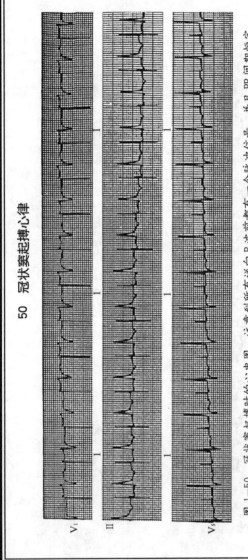

图 1-50　冠状窦起搏时的心电图　注意到所有有逆向 P 波前都有一个脉冲信号，并且 PP 间期恒定

起搏部位可以在心房或在冠状窦区域，以利用心房的辅助泵作用和心脏的正常激动顺序。在冠状窦起搏心律时，逆行 P 波被起搏脉冲所触发，继以一适当的 PR 间期和正常的 PR 间期。在冠状窦搏节律产生一脉冲信号，随后跟上一个向上的 P 波和恒定的 PR 间期，正常的 QRS 波。同样地，右房起现酷似通常的窦性节律。除了起搏信号外，在一些病例中，无论在心房起搏或在冠状窦起搏，将起搏电极放入理想部位并维持理想部位对于长期起搏的病人并不是一个理想的部位。因此，冠状窦起搏对于长期起搏常常较难。所有的这些表将起搏电

51 起搏器滞后

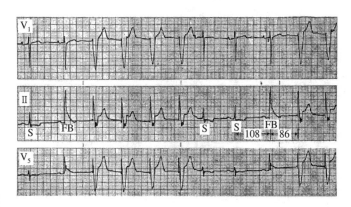

图1—51 起搏器的逸搏心电图 窦性心律失常（以S标记），可见间歇性心室按需起搏节律和起搏器滞后作用。偶尔可见心室融合波(FB)

起搏器的"滞后作用"这一概念用来描述触发起搏器开始工作的频率与起搏器自身放电频率的差值。实际工作时，多用起搏器的逸搏间期指称前者，用起搏间期指称后者。起搏间期指两个相邻的起搏脉冲间时间。起搏器逸搏间期是指从患者自身固有搏动到第一个起搏搏动间的间期。例如：当起搏器自身频率为70次／min，起搏器滞后频率10次／min时，当患者自身频率低于70次／min时，起搏器并不马上工作，只有当患者自身频率低于60次／min时，起搏器才会以70次／min的起搏频率开始工作。起搏器滞后作用的唯一优点是它能恢复窦性频率。因此，在睡眠和休息时，当病人自身固有频率趋向于下降时，具滞后作用的起搏器并不马上工作，直至病人自身固有频率下降至低于60次／min时才开始工作。但是该作用仅在病人处正常窦性心律时且病人为不完全性房室阻滞或其他类型过缓性心律失常时才起作用。但是起搏器滞后的作用有几个缺点：其一是易导致起搏无效的判断，尤其对普通的内科医生而言。另一个缺点是该作用与长的逸搏间期相关。在一个被感知到室性早搏后，可产生一个比通常的早搏后代偿间歇还长的间歇，该间歇常可导致一长的无效心室周长。起搏器滞后作用对电源寿命的保护作用尚不能确定。某些患者可能从该作用中受益，而另一些患者则不能获益。因此现代的起搏器已很少采用此种功能。

52　病窦综合征的生理性起搏治疗——DDDR 起搏

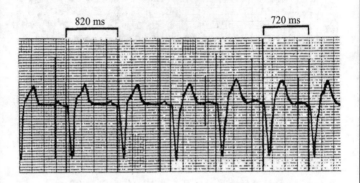

图 1—52　DDDR 起搏的心电图　病人安置双腔频率应答起搏器，
起搏间期 820 ms，因运动的影响使起搏间期变为 720 ms

　　虽然 DDD 起搏器刚面世时被称为万能起搏器，但随着临床
应用的增加，大家亦发现 DDD 起搏器并非真正意义的万能起搏
器。如 DDD 起搏器如果用于合并有房性快速心律失常患者可引
起起搏器介导的心动过速。其最为重要的问题是不能随着患者
活动情况的变动而增加心率。这点在某些老龄患者尤为重要。
这是因为老年人每搏输出量在运动时增加不多，需增加心率来增
加每分搏出量。因而在 80 年代后期又开始出现频率应答功能的
DDDR 起搏器（图 1—52）。

53 同步心房起搏

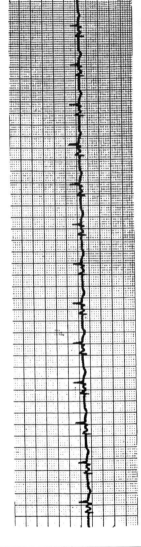

图1-53 AAI起搏的心电图 该图出自一窦性静止患者，且心房无自发电活动，在房室传导正常的情况下，心腔完全被心房电刺激所控制

图1-53中可见每一起搏脉冲后跟随有一个负向心房除极波，每一心房除极波后跟随一个下传的QRS波。

心房同步起搏器功能的正常发挥除有赖于起搏器系统外，还必须是房室结未受损伤情况下才能植入。

54 R 波或心室抑制心室起搏

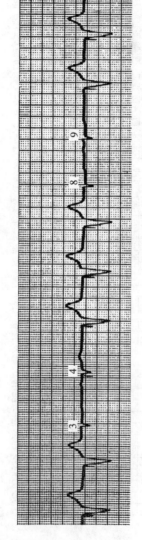

图 1—54　R 波或心室抑制心室同步起搏时的心电图

起搏的 QRS 波是被起搏器电刺激脉冲所诱发，该起搏脉冲能够被患者自身的心电活动所抑制（第 3，8，9 个 QRS 波）。第 4 个 QRS 波为心室融合搏动，因为自身的搏动还没有完全快到足以抑制起搏器电脉冲的输出。

55 房室同步起搏（VAT 模式）

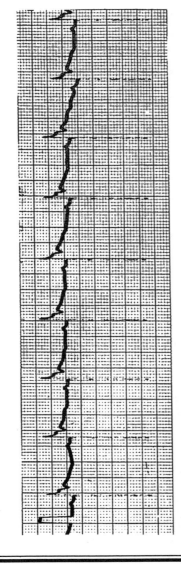

图 1—55 VAT 模式的心电图 自发的窦性 P 波通过心房电极被脉冲发生器所感知，并有 150 ms 的延迟后通过心室电极发放脉冲刺激心室。注意有轻度窦性心律失常存在

房室同步起搏能一定程度地保有心脏生理功能，是目前心脏起搏器较常选用的起搏模式。VAT 模式为心房感知心室起搏方式，这种起搏方式能保证房室顺序收缩使血流动力学达最佳方式。

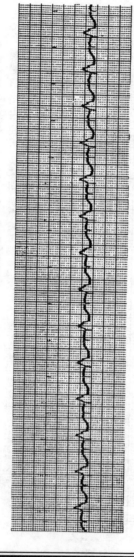

56 房室顺序起搏

图1—56 房室顺序起搏的心电图 脉冲发生器发放成对的电脉冲。第一个电刺激通过心房电极释放到心房，第二个刺激经160 ms的延迟后延迟通过心室电极释放到心室

房室顺序起搏就是按程控设定的频率先起搏心房，再通过控的AV延迟时间后起搏心室，使心房和心室发放先后顺序起搏（图1—56），以提供最佳的血流动力学效应。

第二章
基础适应证

1 窄 QRS 波莫氏Ⅰ型Ⅱ度房室传导阻滞：
房室结内传导阻滞

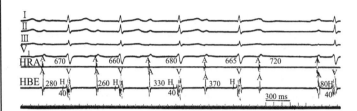

图 2-1　莫氏Ⅰ型Ⅱ度房室传导阻滞发生时的腔内电图说明　莫氏Ⅰ型（文氏现象）Ⅱ度房室传导阻滞，每一下传的 QRS 波时间均正常。希氏束电图记录证实进行性的传导延迟和阻滞发生在房室结内。从顶部到底部的记录分别为体表心电图Ⅰ、Ⅱ、Ⅲ和 V_1 导联。HRA 为高位右房电图，HBE（His 束电图），T 时间标尺为 100 ms。心房周长在 HRA 电图上标示。AH 和 HV 间期标示在 HBE 电图上、下方

　　如果此型房室传导阻滞时 QRS 波时间正常，希氏束图记录已经证实进行性的 P 波传导延迟和阻滞几乎是发生在房室结内（如图 2-1）。临床经验印证了下面事实：在绝大部分该型病例中，阻滞是暂时的，可以恢复。所以起搏治疗并不是必需的（洋地黄中毒和下壁心肌梗死除外）。如果阻滞是永久性的，且室率非常缓慢，以致引起患者明显不适，起搏治疗是必须的。

2 窄 QRS 波的莫氏 I 型 II 度房室传导阻滞：
希氏束内传导阻滞

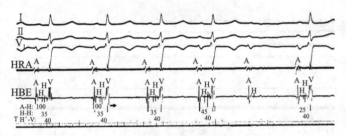

图 2-2 莫氏 I 型 II 度房室传导阻滞心内电图说明 莫氏 I 型房室传导阻滞伴正常 QRS 波，其阻滞部位在希氏束内。房室传导时间恒为 100 ms。束内阻滞表现为分裂的希氏束电位 (H 和 H')，图中可见 HH' 在完全阻滞前 (第 4 个 P 波)，从 35 ms 增加到 45 ms

非常少见的是并窄的 QRS 波的莫氏 I 型 II 度房室传导阻滞可能来自希氏束内的文氏型阻滞 (如图 2-2)。根据既往的经验又证明了这种类型的 II 度房室阻滞通常是进行性的，并常伴有昏厥等脑供血不足症状，严重时亦可引起阿－斯综合征。因此，证实为希氏束内文氏型阻滞的患者有置入人工心脏起搏器的指征。体表心电图上帮助我们区分莫氏 I 型房室滞的阻滞是发生在结内抑或是希氏束内的一个有用的线索是希氏束内阻 PR 间期逐次延长的增量大于结内阻滞的增量，虽然并不总是这样。

3　宽 QRS 波的莫氏 I 型 II 度房室传导阻滞：希氏束下传导阻滞

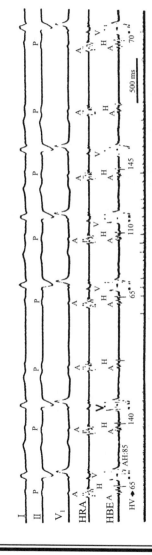

图 2-3　莫氏 I 型 II 度房室传导阻滞心内电图说明　心电图表现为宽 QRS 波并矛末支阻滞和前分支阻滞图形，阻滞前的 AH 间期恒定，HV 间期延长。该图可能为希氏束下阻滞

莫氏 I 型 II 度房室阻滞并宽 QRS 波时，单纯从体表心电图表现做出定位诊断常十分困难。比较一下图 2-3 和图 2-4 的心电图，就不难发现，虽然两者的心电图表现几近相同，甚至图 2-4 的 QRS 波更宽，然而希氏束电图却证实图 2-4 的莫氏 I 型 II 度房室阻滞是发生于房室结内。由于发生在希氏束内的宽 QRS 波的莫氏 I 型 II 度房室传导阻滞图 2-3 可在很短的时间内进展为高度或完全性房室阻滞。因此，一旦实证此种类型 II 度房室传导阻滞发生在希氏束内，可不必再做进一步的临床观察，即可立即置入心脏起搏器。

4 宽 QRS 波莫氏 I 型 II 度房室传导阻滞：结内传导阻滞

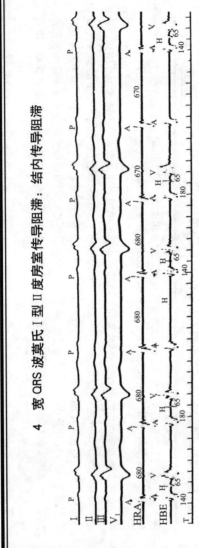

图 2-4 宽 QRS 波左束支阻滞图形的莫氏 I 型 II 度房室传导阻滞 脱落前的每次心搏的 AH 间期逐渐延长直至脱落。脱落前的每次心搏的 HV 间期均固定，为 65 ms

宽 QRS 波的莫氏 I 型 II 度房室传导阻滞如果经希氏束电图证实传导异常的恢复频率和心室频率而定。如其临床治疗选择随病情变化而定。是否选用起搏治疗依赖于传导异常的恢复情况和心室频率（图 2-4），果传导阻滞恢复较快或心室频率较快，能满足重要脏器的供血，不产生相应的临床症状则不需起搏治疗；反之，应择期置入人工心脏起搏器。

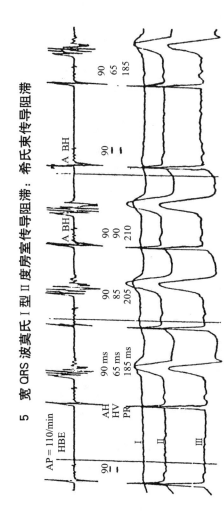

5　宽 QRS 波莫氏 I 型 II 度房室传导阻滞：希氏束传导阻滞

图 2-5　宽 QRS 波莫氏 I 型 II 度房室传导阻滞心内电图同步描记 I、II、III 导联和希氏束电图说明 I、II、III 导联和希氏束电图同步描记，房室传导阻滞呈 3∶2 文氏型希氏束电位分裂，AH 和 H'V 间期稳定，而 HH' 逐渐延长直至脱落

阻滞在希氏束内的宽 QRS 波的莫氏 I 型 II 度房室传导阻滞在莫氏 I 型 II 度房室传导阻滞中最少见。在腔内心电图上（主要是希氏束电图上）表现为分裂的希氏束电位，也应该选择起搏治疗。因为此种类型房室而 HH' 间期逐渐延长。此种类型房室传导阻滞一经证实，且进展为完全性房室传导阻滞较快。传导阻滞，药物治疗效果不佳，并且 AH 和 H'V 间期恒定

6 Ⅱ度Ⅱ型房室传导阻滞：希浦系统内阻滞

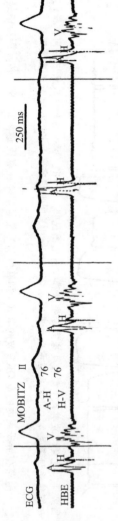

图2-6 典型的莫氏Ⅱ型Ⅱ度房室传导阻滞心内电图说明 下传的QRS波为左束支阻滞型，被阻滞P波前的每一搏动的PR间期恒定且正常范围。希氏束电图记录显示阻滞部位在希浦系统内

莫氏Ⅱ型Ⅱ度房室传导阻滞较莫氏Ⅰ型少见，但一旦出现则提示病变的性质较为严重，处理上应更为积极。一些学者认为该型阻滞虽可位于房室结内，希氏束内，希氏束下，但另外一些学者看法相反，认为理论上该型阻滞位于上述三个部分之一，但是实际上阻滞发生于房室结内的Ⅱ度Ⅱ型房室阻滞部位100%发生在房室结内（图2-6），其基础心脏病多为冠心病和心脏原发性束支纤维化症，这类患者应当安置心脏起搏器，尤其是伴晕厥症状者。

7　PR 间期轻度延长的 I 型 II 度房室传导阻滞易误认为 II 型 II 度房室传导阻滞

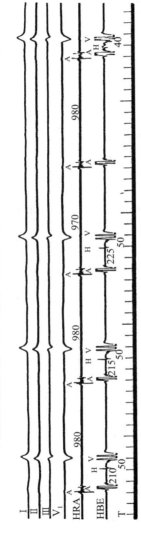

图 2-7　I 型 II 度房室传导阻滞的心内电图说明 AH 间期 5～10 ms 的轻微增加在体表心电图上表现不出来。轻微的房室结文氏传导现象（莫氏 I 型 II 度房室传导阻滞）易误认为莫氏 II 型 II 度房室传导阻滞。图中 QRS 波正常。基本的 I 度房室传导阻滞仍存在。

房室结文氏传导阻滞的 PR 间期轻微延长可能误认为莫氏 II 型 II 度房室传导阻滞。因此区分这两种类型的房室传导阻滞就极为重要。图 2-7 显示一例极易误认为是 II 型 II 度房室传导阻滞心电图与腔内希氏束电图。房室传导时间（AH 间期）的轻度增加即可使患者恢复 1∶1 的房室传导。由于莫氏 I 型 II 度房室传导阻滞几乎与起搏器的置入是等义的。室传导阻滞的置入器的置入是等义的。（纸速为 25 mm/s）。在这类患者，阿托品应用和轻度体力活动即可使患者恢复 1∶1 的房室传导。没有症状时，不需要特别治疗。当 QRS 波正常而 PR 间期的延长超过正常时，应想到此种假性莫氏 II 型 II 度房室阻滞的可能。

8　隐匿性希氏束早搏导致的假性莫氏Ⅱ型Ⅱ度房室传导阻滞

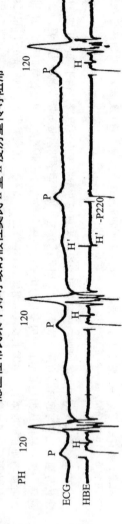

图2-8　假性莫氏Ⅱ型Ⅱ度房室传导阻滞的心内电图说明　希氏束内的隐匿性早搏所致的莫氏Ⅱ型Ⅱ度房室传导阻滞。紧跟在两个小正常PR间期的两个宽大的QRS波，未见随后的窦性P波，因此，心电图上表现为莫氏Ⅱ型Ⅱ度房室阻滞，系希氏束支刚好处于不应期，因此，未见随后的QRS波。可见，心电图上表现为莫氏Ⅱ型Ⅱ度房室阻滞期阻滞了下一个窦性P波。

正常QRS波时间和形态的莫氏Ⅱ型Ⅱ度房室传导阻滞亦可因隐匿性希氏束内早搏所致。如图2-8所示。来自希氏束的提早的异位冲动前向遭遇束支的不应期，逆向可隐匿性地侵入房室结。下一个窦性搏动在房室结内被阻滞，因而即产生莫氏Ⅱ型Ⅱ度房室阻滞。当发生莫氏Ⅱ型Ⅱ度房室阻滞且QRS波正常时，应想到可能，有时仔细描寻心电图，可发现类似房室交界区性搏动，正常或有轻度变异形的额外搏动。对此种情况的处理包括下述三个方面：①不用任何治疗；②应用阿托品以超速抑制额外搏动；③抗心律失常药物如利多卡因或普鲁卡因酰胺。

9 2：1 的房室传导阻滞

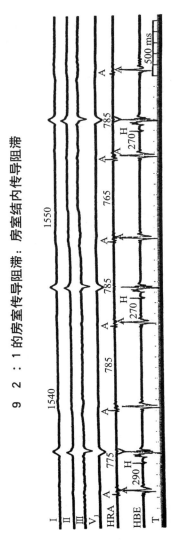

房室传导阻滞：房室结内传导阻滞

图 2—9 房室传导阻滞的心电图内电图说明 2：1 房室传导阻滞，希氏束电图记录显示阻滞发生在房室结内

2：1 的房室传导阻滞就像其他类型的房室传导阻滞一样，其阻滞的部位可发生在房室结内、希氏束以及房室束的共同远端。当 QRS 波的时间和形态正常时，此型房室传导阻滞的阻滞部位绝大部分是在房室结内（图 2—9）。无症状者并不需要起搏治疗。因为某些原因，患者可维持无症状的状态；比如活动时增加的交感神经张力可减轻房室传导阻滞的程度或是维持 2：1 的房室比率，但房率和室率均较高，因而患者可无血流动力学状态的改变。如果患者在休息时或在紧张状态时有晕厥等症状，则应选择起搏治疗。

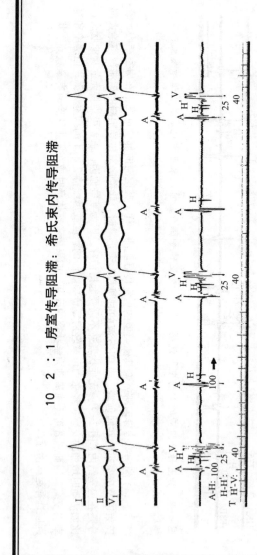

图 2-10　房室传导阻滞的心内电图说明　2：1房室传导阻滞并且下传QRS波是正常的。希氏束电图显示阻滞位在希氏束内，即在希氏束电图上可见分裂的希氏束波（H和H′波）。并且脱落的P波后可间有H波

发生在希氏束内的2：1房室传导阻滞可伴有正常的QRS波。这是一种非常少见的房室传导阻滞（图2-10）。此种类型的房室传导阻滞是否需要起搏治疗依赖于临床症状的有无和其严重性，尤其是在休息时和情绪有紧张时。如果在休息时有晕厥等重要脏器的供血不足表现，应置入起搏器。

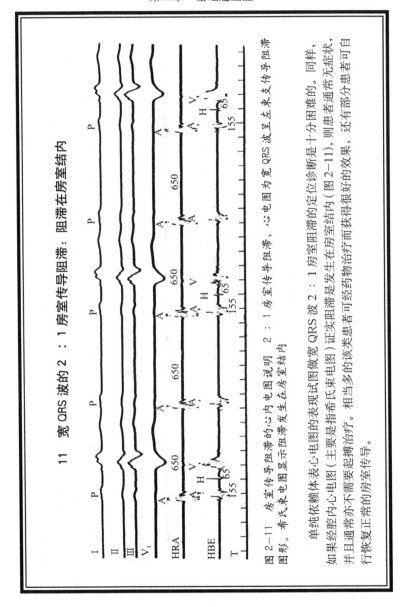

图2-11 房室传导阻滞的心内电图说明 2：1房室传导阻滞，心电图为宽 QRS 波呈左束支传导阻滞图形。希氏束电图显示阻滞发生在房室结内

11 宽 QRS 波的 2：1 房室传导阻滞：阻滞在房室结内

单纯依赖体表心电图的表现试图做宽 QRS 波 2：1 房室阻滞的定位诊断是十分困难的。同样，如果经腔内心电图（主要是指希氏束电图）证实阻滞是发生在房室结内（图2-11），则患者通常无症状，并且通常亦不需要起搏治疗。相当多的该类患者可经药物治疗而获得很好的效果，还有部分患者可自行恢复正常的房室传导。

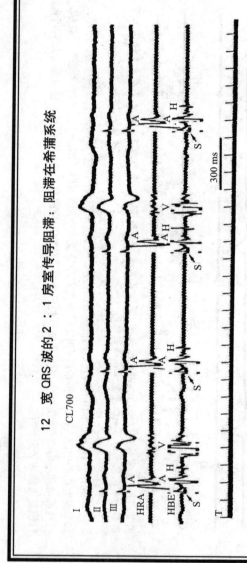

12 宽 QRS 波的 2：1 房室传导阻滞：阻滞在希浦系统

图 2-12 房室传导阻滞的心内电图说明 呈左束支传导阻滞图形的 2：1 房室传导阻滞，阻滞发生在希浦系统内

与图 2-11 相比，图 2-12 中的体表心电图几乎是相同的，如均为 2：1 阻滞，QRS 波增宽，呈左束支传导阻滞图形。但是腔内希氏束电图记录提示该例阻滞部位发生在希浦系统内（图 2-12）。由于阻滞的部位不同，其临床表现和治疗选择因而也大不相同。此类患者多有晕厥等有重要脏器供血不足表现，且进行性发展，难以自行恢复，因而必须选用起搏治疗。

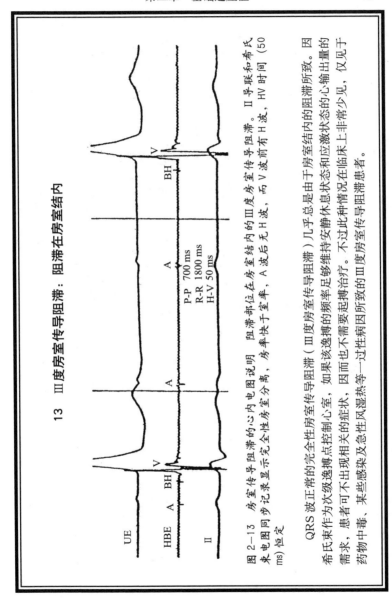

图2-13　房室传导阻滞的心内电图说明　阻滞部位在房室结内的Ⅲ度房室传导阻滞。Ⅱ导联和希氏束电图同步记录显示完全性房室分离，房率快于室率，A波后无H波，而V波前有H波，HV时间（50 ms）恒定

QRS波正常的完全性房室传导阻滞（Ⅲ度房室传导阻滞）几乎总是由于房室结内的阻滞所致。因希氏束作为次级逸搏点控制心室，如果该逸搏的频率足够维持安静休息状态的心输出量的需求，患者可不出现相关的症状，因而也不需要起搏治疗。不过此种情况在临床上非常少见，仅见于药物中毒、某些感染及急性风湿热等一过性病因所致的Ⅲ度房室传导阻滞患者。

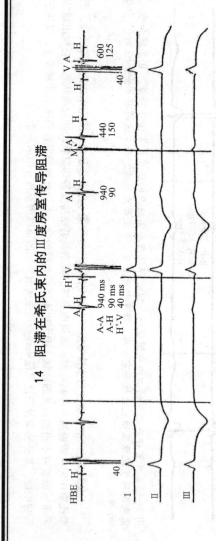

14 阻滞在希氏束内的Ⅲ度房室传导阻滞

图 2—14 房室传导阻滞的心内电图说明 阻滞在希氏束内的Ⅲ度房室传导阻滞。Ⅰ，Ⅱ，Ⅲ希氏束电图同步描记示：①完全性房室分离，房率（64 次 /min）大于室率（37 次 /min）；②每一个 A 波之后继以 H 波，每一 V 波之前有 H' 波，H'V 间期恒为 40 ms；③额外的心房刺激未能下传心室，提示房室分离，其 AH 间期延长到 150 ms

引起Ⅲ度房室传导阻滞的主要病因为原发性传导系统纤维化。冠心病以及心肌病，尤其是原发性传导系统纤维化主要累及希浦系统，使特化的希浦传导纤维被结缔组织取代，失去了兴奋性和传导性，并且此种病变为长期潜隐性，到临床发现时已经不可逆。因此一旦证实Ⅲ度房室传导阻滞是发生在希氏束内，尽早积极地治疗（图 2—14）。其治疗主要是安置人工心脏起搏器。

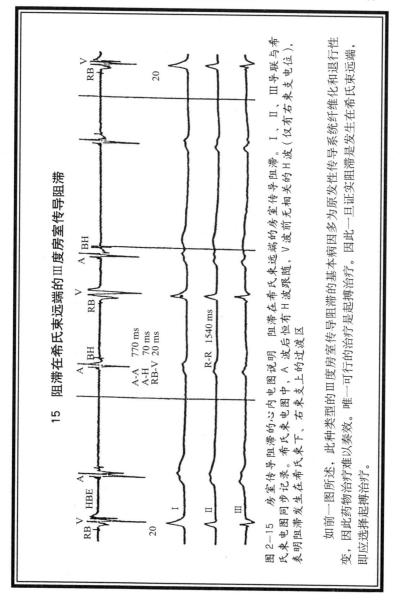

15　阻滞在希氏束远端的Ⅲ度房室传导阻滞

图2-15　房室传导阻滞的心内电图说明　阻滞在希氏束远端的房室传导阻滞。Ⅰ，Ⅱ，Ⅲ导联与希氏束电图同步记录。希氏束电图中，A 波在恒有 H 波跟随，V 波前无相关的 H 波（仅有右束支电位），表明阻滞发生在希氏束下，右束支上的过渡区

如前一图所述，此种类型的Ⅲ度房室传导阻滞的基本病因多为原发性传导系统纤维化和退行性改变，因此药物治疗难以奏效。唯一可行的治疗是起搏治疗。因此一旦实证实阻滞是发生在希氏束远端，即应选择起搏治疗。

16 分支阻滞

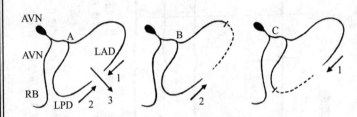

图 2-16　分支阻滞示意图　当左前分支和左后分支未受损伤时
(A)，左室被两侧分支同时激动，如图向量1和向量2产生综合向
量3。然而当左束支系统的一个分支阻滞时，激动必须通过另一
侧未受损的分支下传。因此在前分支(B)阻滞时，向量1并不存
在，此时心室是通过未受损的左后分支激动的。因此，在这种情
况下，心电轴向左向上偏移（明显的电轴左偏）。出于同样原因，
左后分支阻滞产生电轴右偏
　　RB：右束支；AVN：房室结；LAD：左前分支；LPD：左后分支

　　左束支由两个分支组成——左前分支和左后分支。左前分支
穿过左室前乳头肌的基底部，而同时，左后分支则走向左室后组
乳头肌。解剖上，左前分支向上向前行走。左后分支向后向下行
走。当此两分支无损伤时，冲动几乎是同时通过左前分支和左后
分支传到心室的。当某一分支发生阻滞时我们则称之为分支阻滞
或半支阻滞。在左前分支阻滞时，激动通过未损伤的后分支激动
左室。由于冲动是通过后分支的，所以向量的方向是向上向左的
（图2-16），并有电轴偏移。

17 左前分支阻滞

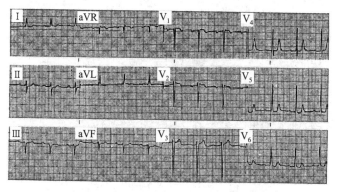

图 2-17 窦性心律 I 度房室传导阻滞并发左前分支阻滞 PR 间期为 0.22 s 以及左前分支阻滞(QRS 电轴为 -45°)并有高耸的帐篷样 T 波(该患者的病因为高血钾)

在左前分支阻滞时,除了电轴的改变外,通常可在 I、aVL 导联出现小的 q 波,而在 II、III、aVF 导联可见小的 r 波。这主要因为左前分支阻滞时的起始向下和向右的膈面向量所致。以上的表现在左前分支阻滞时有较高的特异性,因为后乳头肌纤维不仅仅位于膈面,而且部分还介入到前乳头肌中。紧跟间隔激动后,主要的心室电动力是直接向上和向左的,因而出现导致左前分支阻滞时的电轴明显左偏(多超过 -45°)。

18　左后分支阻滞

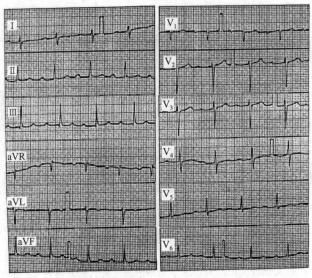

图 2-18　窦性心律 I 度房室传导阻滞并左后分支阻滞　PR 间期 0.32 s，由于同时存在左后分支阻滞，可见到明显的电轴右偏(QRS 波电轴为 +105°)，I 度房室传导阻滞和同时存在的左后分支阻滞表明可能存在双束支阻滞

　　与左前分支阻滞相反，当出现左后分支阻滞时，左室是通过未受损的左前分支激动的，由于冲动是通过左前分支向下、向右激动的，因而出现电轴右偏（图 2-18）。由于最初的起始向量向上和向左，因而有可能在 II 导联见到小的 r 波，III 导联可见小的 q 波。由于在左前分支或左后分支从左束分出处的蒲肯野氏纤维比较大且呈多束状，因而无论是左前分支阻滞，还是左后分支阻滞，其 QRS 波通常仅有轻微的时间延长或完全正常。换句话说，无论是左前分支阻滞或左后分支阻滞，仅只有电轴的明显偏移而不伴 ORS 波的时限增宽。

19 间歇性左前分支阻滞

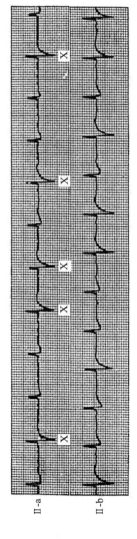

Ⅱ-a

Ⅱ-b

图 2-19 窦性心律并间歇性左前分支阻滞 不连续的Ⅱ导联记录，左前分支阻滞标记为 X

分支阻滞可以是间歇发生的，此种情况下间歇性分支阻滞几乎与间歇束支阻滞是同义的（图2-19）。然而需要指出的是，异常的电轴移并非皆由分支阻滞所引起。例如，电轴右偏可见于许多心血管异常情况，左室肥厚常伴电轴左偏，下壁心肌梗死常引起 QRS 波电轴向上和向左的电轴偏移（假性电轴左偏）。同样地，前膈面的心肌梗死亦可产生假性电轴右偏。另外，明显的电轴左偏和右偏常见于阻塞性肺疾患。

20 急性广泛前壁心肌梗死伴左后分支阻滞

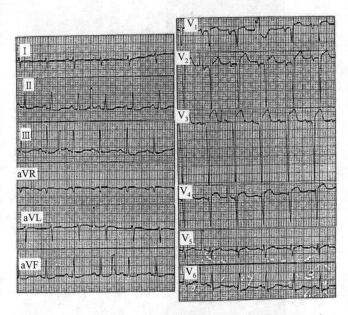

图 2-20 急性广泛前壁心肌梗死伴左后分支阻滞心电图 窦性心律(心率 95 次/min)伴偶发室性早搏(V_1 导联),由于急性广泛前壁心肌梗死,出现左后分支阻滞,QRS 波电轴为 +105°

如前所述,电轴的偏移可见于多种临床情况,而分支阻滞又多仅有电轴的偏移而少有形态改变。因而分支阻滞的诊断必须全面考虑患者的所有情况以除外引起电轴偏移的其他因素。只有当电轴的偏移是突然出现的,分支阻滞的诊断才是明确的,尤其在急性心肌梗死时,如图 2-20。

21　右束支传导阻滞合并左后分支阻滞

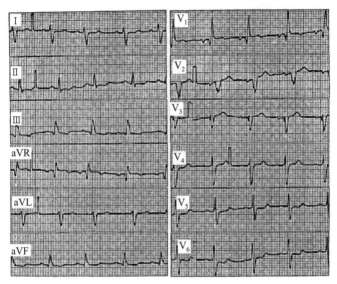

图2-21　右束支传导阻滞合并左后分支阻滞心电图　窦性心律
（心率73次/min），心电图的异常表现为右束支传导阻滞和左后
分支阻滞（QRS电轴为+120°）。其产生的原因为近期的前间隔
心肌梗死导致的双束支阻滞。该例患者可能不合并有陈旧性下壁
心肌梗死

　　单纯的分支阻滞并非不常见，尤其是在急性心肌梗死时（图
2-20），但临床上更多见的是右束支传导阻滞合并左后分支阻滞
（图2-21）。单纯的左前分支阻滞比左后分支阻滞更为常见。左
前分支阻滞往往与右束支阻滞合并存在，产生类似于不完全性双
侧束支阻滞的现象。左后分支阻滞比左前分支阻滞较少见的原因
是左后分支较前分支粗而短，而且该分支较少受到流出道压力影
响。另外，左后分支受双重血液供应，较少受到缺血的影响。

22　双束支阻滞：右束支传导阻滞合并左前分支阻滞

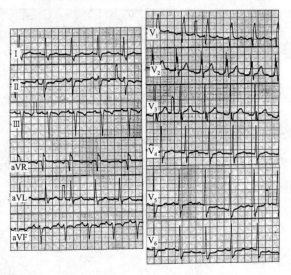

图 2-22　右束支传导阻滞合并左前分支阻滞心电图　基本节律为窦性心律，心率 65～83 次 /min。心电图表现为右束支传导阻滞和左前分支阻滞(QRS 波电轴为 -65°)。另外，还可见到有左室高电压的表现

　　双束支阻滞是指双束支同时发生阻滞。双束支阻滞是不完全性双侧束分支阻滞的表现之一。最常见的双束支阻滞是右束支传导阻滞并左前分支阻滞（图 2-22）。之所以以这种组合最为多见，是因为左前分支窄而细长，并且靠近左室流出道，易受到缺血的影响。此种情况下是否需要起搏治疗有依赖于该种阻滞的发作和进展情况。如果此种情况是隐匿发病，进展缓慢，且患者无症状（例如高血压性心脏病），可不需起搏治疗。另一方面，如果双束支阻滞（包括前一例中的情况在内）是由于急性前壁心肌梗死所致，则不论症状有无，均应使用起搏治疗，因为此时此种阻滞易很快进展到完全性房室传导阻滞。

23　双束支阻滞：右束支传导阻滞合并左后分支阻滞
——先天性心脏病时

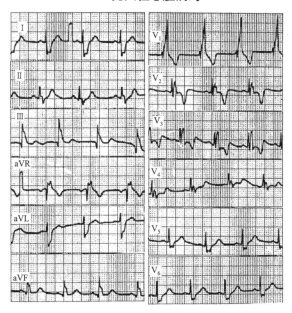

图 2-23　右束支传导阻滞合并左后分支阻滞　心电图来自一患法乐氏四联症的患者。基本节律为窦性，心率为 65 次 /min。心电图表现为右束支传导阻滞合并左后分支阻滞。另外，右束支传导阻滞合并有电轴偏移亦提示右室肥厚

　　与前一种组合相比较，此种类型的双束支阻滞在临床上较为少见。其主要原因是因为左后分支短而粗大，受双重血流供血，并且较少受到左室流出道高压的影响。由于发生在先天性心脏病的双束支阻滞（如发生于房间隔缺损时右束支传导阻滞合并左后分支阻滞）(图 2-23) 在出生以后多半不会有进一步的改变，因而在此情况下，不需要起搏治疗。

24　三束支阻滞：完全性即导致Ⅲ度房室传导阻滞

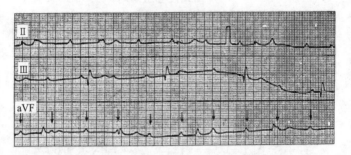

图 2-24　三束支阻滞的心电图表现　箭头所指者为窦性P波。基本节律为窦性心律（频率为 76 次 /min）合并室性逸搏节律（频率为 32 次 /min）。由于完全性房室阻滞，所以心电图有完全性房室分离表现

　　从广义的角度来说，三束支阻滞可定义为下述传导束中任意三束支的组合：希氏束、左束支、右束支、左前分支、左后分支。然而目前实际应用中的三束支阻滞是特指右束支、左前分支和左后分支同时发生阻滞。因此，三束支阻滞亦表述为双侧束支阻滞。毫无疑问，当所有远端的束支完全被阻滞时，结果就会导致完全性房室传导阻滞。在这种情况下，就会出现心室频率极慢的室性逸搏节律（图 2-24）。此时需要起搏治疗。

25 三束支阻滞：Ⅰ度房室传导阻滞合并左束支传导阻滞

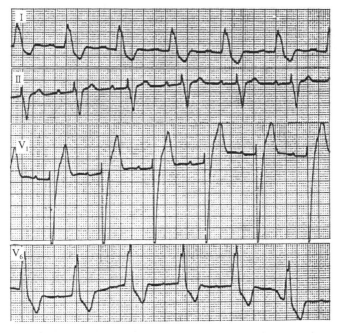

图 2-25 三束支阻滞的心电图表现 窦性心律（心率 60 次 / min）Ⅰ度房室传导阻滞（PR 间期等于 0.28 s）和左束支传导阻滞。此种组合提示不完全性双侧束支（三束支）阻滞的存在

　　慢性不完全性三束支阻滞在未来的某一时间会进展为完全性房室传导阻滞，但是精确地预测某一特定患者是否会进展为完全性房室传导阻滞几乎是不可能的，有许多慢性不完全性三束支阻滞患者可以是无症状的（图 2-25）。此时决定起搏器置入与否的决定因素有两个：即症状的有无和心率的快慢。

26 三束支阻滞：2：1 房室传导阻滞合并右束支传导阻滞

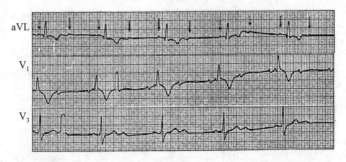

图 2-26 三束支阻滞的心电图表现 箭头所指者为窦性 P 波，
基本节律为窦性心律（房率 77 次/min）合并 2：1 房室传导阻滞，
同时合并存在右束支传导阻滞，此种组合极可能提示莫氏 Ⅱ 型房
室传导阻滞的变异——结下型阻滞

决定三束支阻滞患者起搏器置入与否的决定因素有两个，第
一个而且也是最为重要的因素是患者症状的有无（这些症状包括
头晕、晕厥、近似晕厥，低血压、充血性心力衰竭等）；另一个
因素是心室频率的快慢，当心室频率慢于 45 次/min 以下时，
有置入永久起搏器的指征，即使患者无症状。当不完全阻滞的程
度在三束支之间互不相同时，心电图上可出现极为复杂的表现（如
图 2-26），在上述情况下起搏治疗是否必须，则取决于症状的有
无和心室频率的快慢。

27　三束支阻滞：2∶1 房室传导阻滞合并右束支和左前分支阻滞

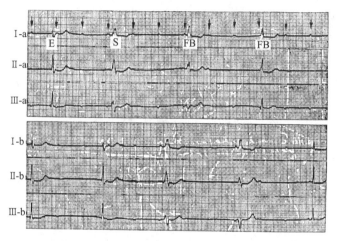

图 2-27　三束支阻滞的心电图表现　箭头所示为窦性 P 波。基本心律为窦性心律合并不同程度的高度房室传导阻滞和左束支传导阻滞伴间歇性心室逸搏搏动（以 E 标记）。图中 S 表示窦性搏动，FB 表示心室融合波。上述心电图表明存在高度不完全性双侧束支阻滞（不完全性三束支阻滞）

　　在某些情况下，可出现程度不断变化的房室传导阻滞合并右束支或左束支传导阻滞伴左前分支或左后分支阻滞。此种情况通常不是完全性三束阻滞的典型表现（图 2-27）。

28 可逆性的分支、双束支、三束支阻滞

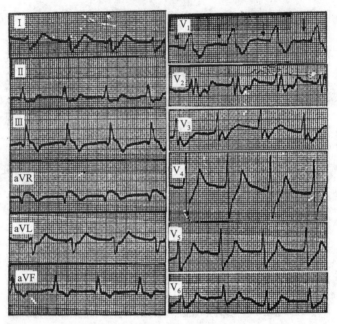

图 2-28 高血钾时表现的双束支阻滞 箭头所示为窦性 P 波。由于高血钾，可见到心电图上钝而高耸的 T 波合并有右束支传导阻滞和左后分支阻滞所形成的双束支阻滞（注意 QRS 波电轴为 +130°）

可逆性的分支、双束支和三束支阻滞可见于明显的高血钾（图2-28）和心肌病患者。在体外循环术后的围手术期、心导管诊疗术中均可见到各种各样的分支、双束支、三束支阻滞。但是由于上述这些病因大部分是可逆性的，因而这些类型的阻滞通常均能在短时间内恢复，所以不需要起搏治疗。

29　心房扑动并完全性房室传导阻滞

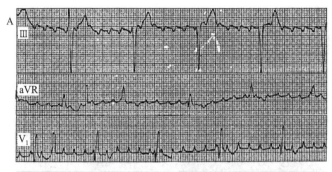

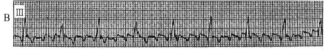

图2-29　心房扑动并交界性逸搏节律（A）和起搏节律（B）　A 与B取自同一例患者。A示心房扑动（房率250次/min)并心室逸搏节律（室率<45次/min，完全性房室传导阻滞由完全性三束支阻滞所致)；B示起搏后的心房扑动并心室起搏节律（频率为71次/min)

　　毋庸置疑，由于完全性三束支阻滞所导致的完全性房室传导阻滞，如果心室逸搏频率极为缓慢，永久性起搏治疗是必须的，而且也是非常紧急的。此时不论其基本节律是窦性，还是心房扑动（图2-29）、心房颤动，也无论其症状的有无。

30　双侧束支阻滞并频繁室性早搏

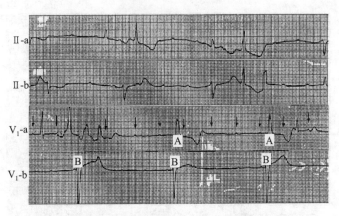

图 2-30　双侧束支阻滞并室性异位节律　Ⅱ导联 a、b 幅图与 V₁ 导联 a、b 幅图均为连续记录。基本节律为窦性心律合并两个异位起源点的 (标记为 A 和 B) 室性早搏。此种异常心电图表现是由于完全性三束支阻滞所致

　　在某些临床情况下，严重的双侧束支阻滞可伴有频繁的室性早搏或异位快速性心律失常，导致所谓的慢快综合征 (图 2-30)。此时也有置入起搏器的指征。

31　直流电除颤后的快 - 慢综合征

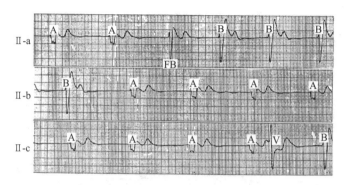

图 2-31　双起源点起源的室性异位节律的心电图　a、b、c 为 II 导联连续记录。此帧心电图来自心室颤动经电击除颤的患者。显示心房颤动和由于完全性三束支阻滞所致的双起源点(标记为 A 和 B)的心室逸搏节律。图中可见偶发的室性早搏(标记为 V)和室性融合波(标记为 FB)。包括电击前的心室颤动在内的心电图显示出快 - 慢综合征的心电表现

　　有时候当异位快速性心律失常自发终止或被药物、电击终止时,可产生缓慢并且极不稳定的心室逸搏节律,这也是另一种形式的快 - 慢综合征(此种情况常在心房颤动时发生)。在此种类型的快 - 慢综合征中,缓慢性心律失常的成分多为双侧束支阻滞(图 2-31),所以在此种情况下,亦有置入永久性起搏器的指征。

32　表现为莫氏Ⅱ型房室传导阻滞实为不完全双侧束支阻滞

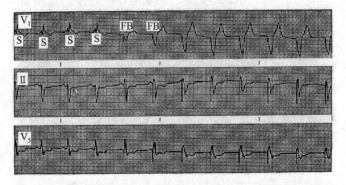

图 2-32　窦性心律表现为右束支阻滞和左前分支阻滞以及起搏心搏的心电图　为某患者多次发作阿－斯综合征而置入永久性人工心脏起搏器的心电图。显示窦性心律（频率为 75 次 /min，标记为 S）并间歇性人工起搏心律（频率为 70 次 /min），窦性搏动显示由右束支和左前分支构成的双束支阻滞。该患者由于间歇性完全性房室传导阻滞而发作阿斯综合征，明确的三束支阻滞的诊断亦可从基本的右束支阻滞并左前分支阻滞伴间歇性完全性房室传导阻滞而得出

　　在此情况下，不得不行起搏治疗（图 2-32）。2 : 1 房室传导阻滞合并右束支传导阻滞和左前或左后分支阻滞的组合亦被认为是莫氏Ⅱ型房室传导阻滞的变异类型，此时亦应考虑起搏治疗。

33　高度不完全性双侧束支阻滞
——从束支阻滞到Ⅲ度阻滞

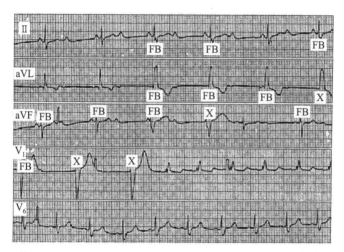

图2-33　窦性心律伴房室传导和束支阻滞及室性逸搏的心电图　窦性节律并1：1房室传导阻滞并2：1阻滞以至完全性房室传导阻滞伴心室逸搏节律（标记为X）。注意可见到频发的室性融合波。下传的窦性搏动显示右束支传导阻滞。上述心电图表现显示有不完全性三束支阻滞存在

当双侧束支阻滞进一步发展时，在心电图上可产生复杂的心电异常改变。例如，高度不完全性双则束支阻滞可表现为右束支传导阻滞并2：1房室阻滞；亦可表现为莫氏Ⅱ型房室传导阻滞和由完全性三束支阻滞所导致的完全性房室传导阻滞并出现心室逸搏节律（图2-33）。

34　高度不完全性双侧束支阻滞
——高度房室传导阻滞并束支阻滞

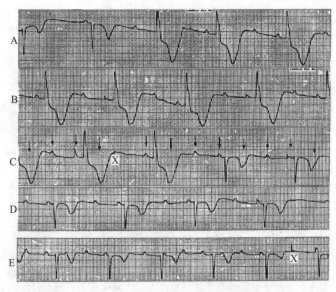

图 2-34　高度房室传导阻滞并束支阻滞的心电图　A 到 D 为连续记录。不完全性三束支阻滞由程度不等的高度房室传导阻滞和两种不同形态的 QRS 波以及一串完全性房室传导阻滞所组成（E 图中），注意偶尔有起搏脉冲（标记为 X）未夺获心室

　　高度不完全性双侧束支阻滞的复杂心电表现可以是各种各样的，它也可以表现为程度不断变化的高度房室阻滞（3：1 或 4：1、5：1 等阻滞）合并右束支或左束支传导阻滞（抑或是交替性束支阻滞）和间歇性完全性房室传导阻滞（图 2-34）。最终，高度不完全性双侧束支阻滞导致完全性双侧束支阻滞。也就是完全性房室传导阻滞由完全性三束支阻滞进展而来。

35 窦性心动过缓

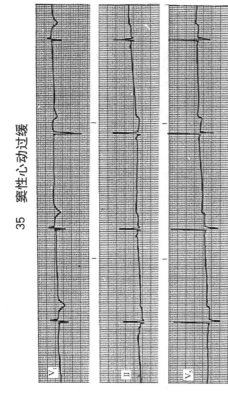

图 2-35 窦性心动过缓并室性逸搏的心电图 该图来自于两个月前有膈面心肌梗死病史的 85 岁高龄患者。患者主诉频繁的晕厥发作。经阿托品和异丙肾上腺素治疗无效。基本节律为频率极为缓慢的（28 次/min）的窦性心动过缓和室性逸搏（第三个心搏）。注意同时存在的室融合波。

虽然一定程度的窦性心动过缓可见于许多健康人尤其是运动员，但是持久且严重的窦性心动过缓仍需接受医学检查。当窦性心动过缓的频率慢于 45 次/min 时，要高度怀疑有病窦综合征的可能（图 2-35）。此时患者多有症状，但仍有个别患者可长期无症状。

36　窦性心动过缓并交界区性逸搏节律

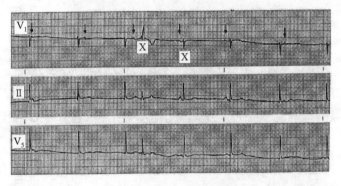

图 2-36　窦性心动过缓并交界性逸搏节律的心电图　箭头所指者为窦性 P 波。病窦综合征表现为明显的窦性心动过缓（房率为 38 次 /min）伴房室交界区逸搏节律（室率为 43 次 /min），偶尔可见心室夺获搏动（标记为 X）。心电图上也有房室分离的表现。注意心室夺获显示室内差异性传导（第 4 个 ORS 波）

当窦性心动过缓非常严重时，可出现一个或多个交界区逸搏搏动，并伴有不完全性房室分离（图 2-36）。交界区逸搏功能或逸搏节律的出现说明房室交界区的起搏功能尚属正常。但如果逸搏节律的频率缓慢，则说明交界区也已受累，即所谓的"双结病变"。

37 窦性交界逸搏二联律

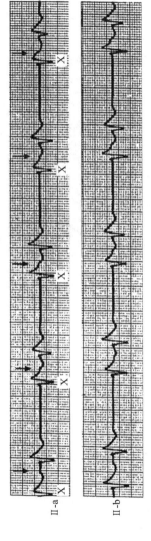

图 2-37 窦性交界逸搏二联律的心电图 Ⅱ 导联 a 与 b 并非连续记录。箭头所指者为窦性 P 波。基本节律为窦性心律与逸搏心律形成的二联律。窦性频率为 52 次/min。交界性逸搏和以 X 标记交界性逸搏搏动即表现为窦性搏动和交界

某些情况下，明显的窦性心动过缓可导致交界区逸搏搏动。在心电图上即表现为窦性搏动和交界性逸搏搏动每隔一个交替出现（图 2-37）。

38　窦性心动过缓并室性早搏

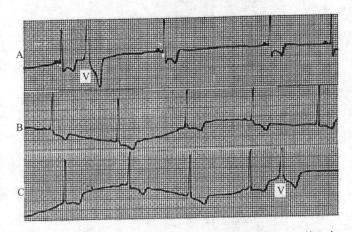

图 2-38　窦性心动过缓并室性早搏的心电图　A、B、C 三帧心电图取自同一患者的动态心电图记录，三帧图是不连续的。病窦综合征表现为严重的窦性心动过缓（频率在 43 ~ 46 次 /min），可见室性早搏搏动（标记为 V）

　　当导致窦房结功能减退的病变进一步发展累及房室结时，严重窦性心动过缓时预期中的房室交界区逸搏搏动或房室交界区逸搏节律就不会出现。此时，取而代之的是心室逸搏搏动，该逸搏搏动控制着严重窦性心动过缓时的心室活动。明显的窦性心动过缓常伴严重窦性心律不齐，此时常可出现房性早搏或室性早搏（图2-38）。

39　窦性心动过缓并Ⅰ度房室传导阻滞
和快速房性心律失常

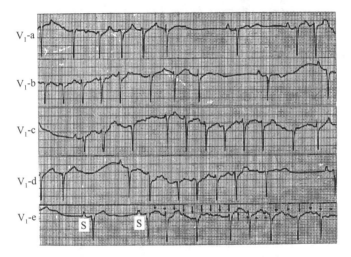

图2-39　病窦综合征的心电图表现　a到e为V₁导联连续描记。箭头所指为异位的心房活动。病窦综合征表现为极缓慢的窦性心动过缓（标记为S者）同时合并Ⅰ度房室传导阻滞和阵发性心房颤动、心房扑动和房性心动过速

　　当导致窦房结功能异常的病变进一步发展影响到房室结时，心电图上不仅有窦房结功能异常的表现，还可以同时并存有房室传导阻滞，此时心房肌可能也受到不同程度的影响。因而在同一病人可出现窦性心动过缓、Ⅰ度房室传导阻滞和快速房性心律失常等多种心电图异常的组合（图2-39）。

40　窦性静止与停搏

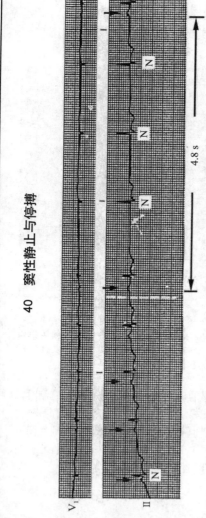

图 2-40　窦性静止时的心电图表现　V_1 和 II 导联为同步记录。箭头所指为窦性 P 波。基本节律为窦性心律伴缓慢发展的文氏型房室传导阻滞带（PR 间期逐渐延长）继之以一个长的窦性静止（长达 4.8 s），随后产生一个交界性逸搏节律（标记为 N，频率约 50 次 / min）。

当病窦综合征的病理变化进一步加剧、发展时，窦房结可能完全失去产生心脏活动的能力，此时可发生窦性停搏。窦性停搏时，长的 PP 间期与基础正常的 PP 间期无任何规律可寻。在窦性静止时，通常可观察到一个或多个房室交界区逸搏搏动（图 2-40），偶尔可见到来自心室的逸搏搏动。后一种情况逸搏搏动的 QRS 波宽大畸形。

41　窦房传导阻滞：莫氏Ⅱ型

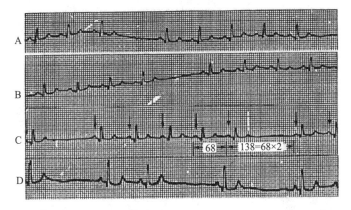

图2-41　窦房传阻滞的心电图　心电图取自于Holter记录。A～D是不连续的。箭头所指为窦性P。可见2：1窦房传导阻滞。图中数字显示最长PP间期与基础PP间期呈倍数关系

　　在病窦综合征的其他一些病例中可以观察到窦房传导阻滞。此时，由于窦房结和心房交界处阻滞，激动不能传到心房，心电图上即表现为P波的改变。窦房传导阻滞有两种类型：莫氏Ⅰ型和莫氏Ⅱ型。莫氏Ⅱ型窦房传导阻滞表现为在预期要出现窦性P波的地方却脱落了，脱落前后最长的PP间距与基础的窦性PP间距有倍数关系（图2-41）。

42　心房静止

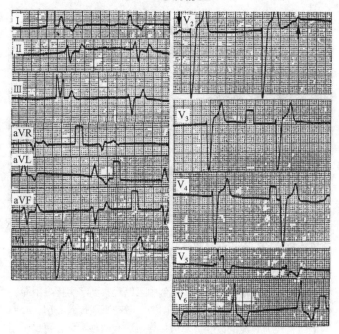

图 2-42　心房静止的心电图表现　基础节律为室性逸搏心律,有偶发的未下传的窦性 P (箭头所指)

　　类同于房室传导阻滞的莫氏现象,窦房传导阻滞也可表现为文氏现象,即莫氏 I 型窦房传导阻滞。不过此时心电图上不能直接显示窦房结的电活动,只能从心房电活动 (心电图上的 P 波) 的某些规律来推测窦房结的电活动。在某些严重的病窦综合征患者,可能在同一短暂的时段内存在窦性心律不齐、窦性心动过缓和窦房传导阻滞,严重时可出现心房静止 (图 2-42)。当出现窦性心动过缓时,精确区分窦性停搏和窦房传导阻滞几乎是不可能的。

43　房性早搏后的长间歇

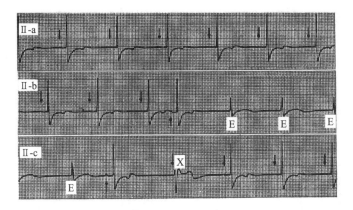

图 2-43　房性早搏后出现逸搏心律或逸搏的心电图　Ⅱ导联 a、b、c 为连续记录。向下的箭头所指为窦性 P 波。病窦综合征表现为窦性心动过缓（窦率为 43 次／min）并Ⅰ度房室传导阻滞和偶发房性早搏。可见房性早搏后的窦性停搏。注意可能有两个完全性逸搏点存在（分别标记为 E 和 X）

　　虽然房性早搏的代偿间歇是不完全的，但其回转周期（异位 P 波和第一个窦性 P 间的长度称为回转周期）通常要长于基础窦性周期，这是因为异位心房搏动对窦房结的短暂性抑制所致。但是当回转周期长于正常情况下的回转周期时，要怀疑有病窦综合征存在的可能。当存在较重的窦房结病变时，单个房性早搏就足以产生窦性停搏使体表心电图上长时间无窦性 P 波出现（图 2-43）。

44　慢室率心房颤动

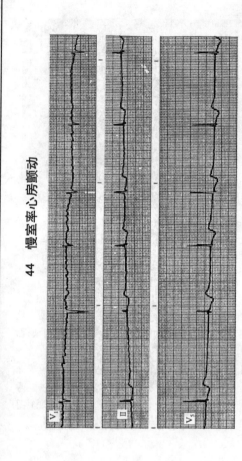

图 2-44　心房颤动伴极慢的心室反应的心电图　室率 30～37 次 /min，图中的第 2 个 QRS 波为交界性逸搏心动。极慢的心室反应主要是因为并存严重房室传导阻滞。

在一些病变较重的病窦综合征患者可见到慢性心房颤动。此时的窦房结已完全失去产生窦性冲动的能力，整个心脏在异位的心房颤动的节律控制之下。通常此时的室率多在 30～50 次 /min。主要是因为同时并存严重的房室传导阻滞。偶尔可见到一个或多个交界性逸搏（图 2-44）。

45　心房扑动伴缓慢心室反应

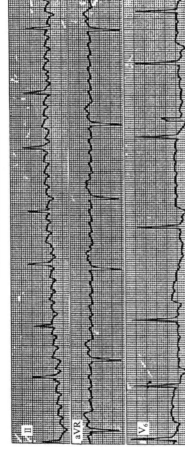

图 2-45　心房扑动伴缓慢心室率的心电图　Ⅱ、aVR 和 V₆ 导联为非连续记录。心电图表现为心房扑动伴极慢的心室率（心室率 33～45 次/min）

与心房颤动相比较而言，病窦综合征以心房扑动时的心电图的表现极为罕见。在出现心房扑动的病窦综合征患者中，有相当大的一部分患者可同时并存较重的房室交界区病变，因而此时的心房扑动可在房室交界区受到阻滞而表现为慢频率的心室反应，最慢时其心室频率仅在 30 次/min 左右（图 2-45）。

46　房室交界区搏逸节律伴或不伴有慢而不稳定窦房结活动

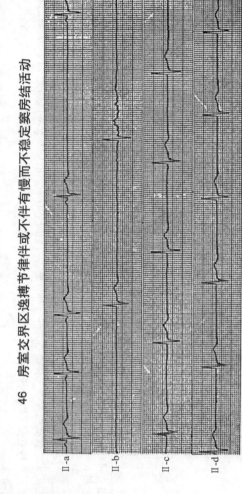

II-a

II-b

II-c

II-d

图 2—46　病窦综合征的心电图表现　II 导联 a，b 为连续记录。病窦综合征表现为窦性心动过缓和窦性停搏。房室交界区逸搏频率 18～36 次/min。

当明显的窦性心动过缓进一步恶化发展时，常出现窦性停搏，此时房室交界区逸搏节律成为基础节律。此时可伴有或没有任何不稳定的窦房结电活动（图 2—46）。

47　房室交界区逸搏节律并逆传 P 波

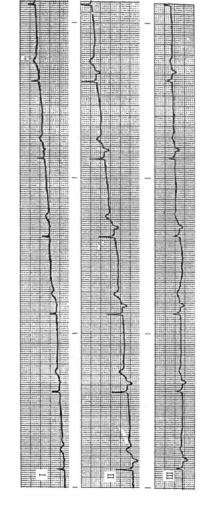

图 2-47　房室交界性逸搏节律的心电图　频率为 40 次 /min 的交界区逸搏节律，每一 QRS 波后面跟随逆传 P 波

窦性停搏时出现的交界性逸搏节律在早期阶段多表现出极不规则的特性，随着病变的发展和时间的推移，此种逸搏节律会逐步减慢而稳定（图 2-47）。在这种情况下，如果房室传导功能未受到影响，常可在 QRS 波后见到逆传 P 波。偶尔，P 波可出现在 QRS 波的前面。

48 颈动脉窦综合征——心房扑动伴心室静止

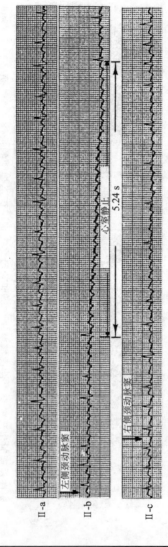

图 2-48 颈动脉窦综合征——心室静止的心电图 II号 a、b、c 为连续记录。该图取自一隔而心肌梗死患者。由于颈动脉窦刺激出现降发性心房扑动伴心室静止（时间达 5.24 s）

颈动脉窦综合征的发病年龄多在 50 岁以上，主要表现为突发的意识障碍，伴头晕、耳鸣、面色苍白、冷汗、恶心、心率减慢、血压下降，严重的心室静止（图 2-48）。脑电图上可出现弥漫性慢波。治疗可选用阿托品、异丙肾上腺素等药物。一般预后较好，合并高血压、冠心病者则预后差。

49　电复律后的窦性停搏
——阵发性室上性心动过速复律后

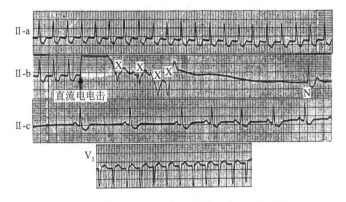

图 2-49　阵发性室上性心动过速复律后出现窦性停搏的心电图　II 导联 a、b、c 为连续记录，由于阵发性室上性心动过速而采用直流电复律治疗。可见长的心室静止和频发的室性早搏（标记为 X）以及房室交界区逸搏(N)搏动直至窦性节律恢复

当快速性心律失常经直流电复律后很长一段时间不能恢复正常的窦性节律时，要考虑存在病窦综合征的可能。这种情况可见于阵发性室上性心动过速经直流电转复时（图 2-49）。此时，房室交界区逸搏节律成为主导节律。可伴有或不伴有窦房结的电活动。

50　电复律后的窦性停搏——心房扑动电复律后

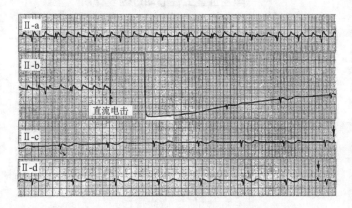

图 2—50　心房扑动电复律后出现窦性停搏的心电图　Ⅱ导联 a
至 b 为连续记录。该例患者由于服用奎尼丁，所以心房扑动的周
长比较缓慢。该心房扑动被直流电所转复。但转复时出现窦性停
搏。注意交界区逸搏节律时的不稳定窦房结活动（图中向下箭头
所指）

　　电复律后的窦性停搏多见于房性快速性异位心律失常后，尤
其是心房颤动后。心房扑动本身相对少见，因此，心房扑动电复
律后窦性停搏（图 2—50）相对少见。窦性停搏后，心室的活动多
由房室交界区的逸搏搏动所控制，此时可伴有不稳定的窦房结电
活动。

51　慢快综合征（BTS）——缓慢成分

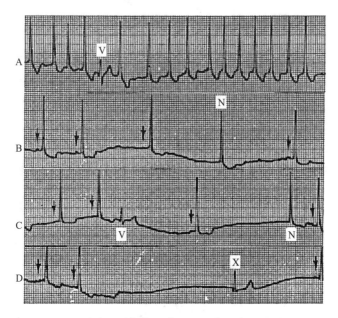

图2-51　慢快综合征的心电图表现　心电图为 Holter 记录，A 至
B 并非连续记录。箭头所指为窦性 P 波。基本节律为窦性心动过
缓和短阵窦性停搏引起的房室交界区逸搏搏动（标记为 N）与阵发
性心房颤动。注意室性逸搏搏动（标记为 X）和偶发的室性早搏（标
记为 V）

　　虽然某些学者不加区别地使用 BTS 和 SSS 这两个术语，但
这两个名词还是略有区别。需要强调的是 BTS 是严重病窦综合
征的常见表现之一。在慢快综合征的患者心电图表现中，缓慢性
心律失常的重要组成部分通常是明显的窦性心动过缓（图2-51）。
少见的情况下缓慢成分为心房颤动伴极慢的心室反应。

52 慢快综合征——快速成分

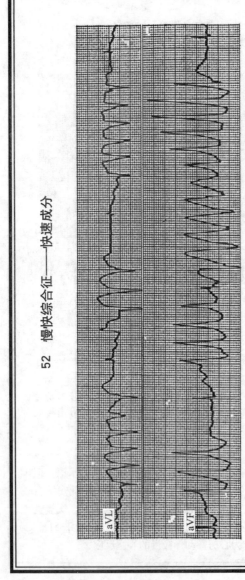

图 2-52　慢快综合征的心电图表现　心房颤动并高度房室传导阻滞以及多源性室性心动过速

在慢快综合征的构成中，除了缓慢性心律失常的心电图表现外，另一重要组成成分为快速性心律失常。在快速心律失常成分里，心房颤动伴快速心室反应是常见的。较少见的是心房扑动并2：1心室反应。偶尔，BTS中的快速成分表现为室性心律失常快速心律失常（图2-52），只不过仅占总病例8% ～ 10%。

53 I度房室传导阻滞并短阵窦房传导阻滞和交界区逸搏

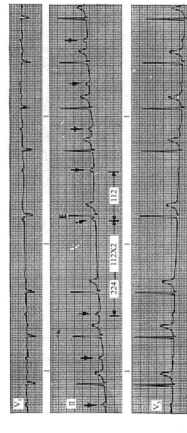

图2—53 I度房室传导阻滞并短阵窦房传导阻滞和交界区逸搏

与病窦综合征相关的心电图表现 基本节律为窦性心律伴I度房室传导阻滞，可见交界区逸搏（标记为E）前头所指为P波

虽然房室传导阻滞或室内传导阻滞并非病窦综合征心电图表现的部分，但由于累及窦房结的病变常可弥漫性地累入整个心脏传导系统，这就是为什么高度房室传导阻滞与心房颤动或心房扑动同时发生并导致极慢心室频率的原因。另外，I度房室传导阻滞（PR间期大于0.24 s）在BTS中极为常见（图2—53），并且在其青前或随后常伴随有极慢室率的心房扑动或心房颤动。

54　病窦综合征并室内阻滞

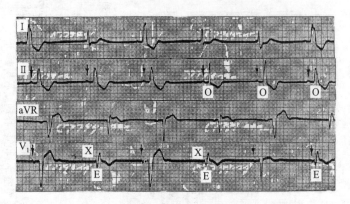

图 2-54　病窦综合征的心电图表现　箭头所指为窦性 P 波。病窦综合征表现为明显的窦性心动过缓并室性逸搏搏动（标记为 E）。可见心室融合波（标记为 O）和窦律时的左束支传导阻滞

　　由于累及窦房结的病变可缓慢地进行性侵入到整个心脏传导系统，因而在某些病例中，心室内传导系统亦可受到影响，此时患者除了具备病窦综合征的相关心电图表现外，还会呈现出室内阻滞的特征性心电图表现（图 2-54）。

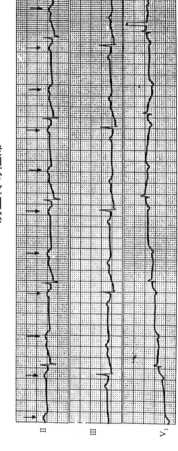

图 2-55　2∶1 房室传导阻滞

55　2∶1 房室传导阻滞

图 2-55　2∶1 房室传导阻滞的心电图　箭头所指为窦性 P 波。基本节律为窦性心律（房率 80 次／min）并 2∶1 房室传导阻滞（室率 40 次／min），导致患者 2∶1 房室传导阻滞的病因为洋地黄中毒，从心电图上还可见到右室肥大和左房增大的征象

2∶1 房室传导阻滞是一种特殊类型的房室传导阻滞。其阻滞部位可在房室结内或在希氏束内或希氏束下。但无论阻滞部位在哪一部分，一旦其室率低于 45 次／min，患者几乎总伴有脑供血不足的症状，此时应考虑临时起搏治疗（图 2-55）。阻滞部位在房室结内的 2∶1 阻滞常常发生于洋地黄中毒和膈面心肌梗死。

56　2：1房室传导阻滞：阻滞在希氏束下

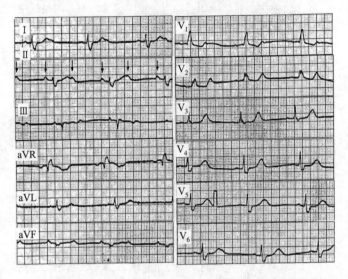

图 2-56　房室传导阻滞的心电图表现　箭头所指为窦性P波。基本节律为窦性心律（频率 78/min）并 2：1 房室传导阻滞（室率 39 次/min）和束支传导阻滞。此类 2：1 阻滞极可能为希氏束下阻滞。长短 PP 间期的变化提示室相性窦性心律不齐

　　2：1 房室传导阻滞时，部分患者经希氏束电图检查证实阻滞部位可位于希氏束下。此时的 2：1 房室传导阻滞可视为莫氏 Ⅱ型 Ⅱ度房室传导阻滞的一个变异型（图 2-56）。此类患者绝大部分伴有比较严重的脑供血不足的症状，如晕厥或近似晕厥，此时应考虑置入临时心脏起搏器，以防止阿斯综合征的发作。

57 心房颤动时的完全性房室传导阻滞

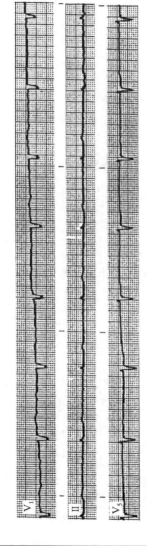

图 2-57 心房颤动合并完全性房室传导阻滞。心室完全被交界区逸搏节律控制，心室完全性房室传导阻滞。

图 2-57 心房颤动合并完全性房室传导阻滞的心电图表现，由于洋地黄中毒所致，发生于心房颤动时的完全性房室传导阻滞。

在高度或完全性房室传导阻滞的患者，症状出现与否和室率的快慢是决定是否起搏治疗的决定性因素。一过性或可恢复的高度完全性房室传导阻滞通常为希氏束以上的阻滞，其基础的病因多为膈面心肌梗死或洋地黄中毒（图 2-57）。

58 急性心肌梗死伴窦性心动过缓

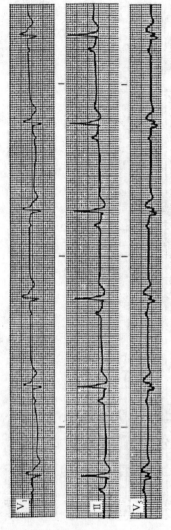

图 2-58　急性心肌梗死伴窦性心动过缓的心电图表现　广泛前壁心肌梗死患者伴有严重窦性心动过缓（频率 39 次 /min）和右束支传导阻滞

　　在绝大部分的急性膈面心肌梗死患者中，缓慢性心律失常常是一过性的，并且很少需要起搏治疗。只有当患者的心率极为缓慢，伴严重症状并且对药物治疗无反应时，临时起搏治疗才有必要（图 2-58）。

59　病窦综合征起搏器置入的适应证

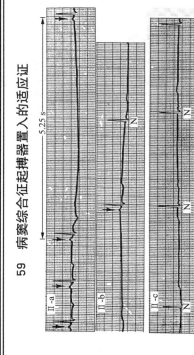

图 2-59　窦性停搏并缓慢交界性逸搏节律的心电图　该图取自 30 岁的女性房间隔缺损修补术后 12 年的心电图记录。a、b、c 为 II 导联连续记录。a、b、c 的长间歇以及间歇性缓慢房室交界区逸搏节律（频率仅 27 次/min，标记为 N）。这些表现均提示板为严重的病窦综合征，有placeholder人永久性起搏器的指征

窦性停搏并缓慢交界性逸搏节律的心电图　该图取自 30 岁的女性房间隔缺损患者，经房间隔缺损修补术后 12 年的心电图记录。a、b、c 为 II 导联连续记录。箭头所指为窦性 P 波。图中可见长达 5.25 s 的长间歇以及间歇性缓慢房室交界区逸搏节律（频率仅 27 次/min，标记为 N），这些表现均提示板为严重的病窦综合征，有置入永久性起搏器的指征

在起搏器临床应用的早期阶段，其应用的特征主要为 III 度房室传导阻滞。进入 20 世纪 80 年代初期，国外资料报道病窦综合征所占的构成比上升到第一位。国内目前的情况类同于国外，以病窦综合征所占比例达 50%～53%，房室传导阻滞所占比例为 41%～47%。目前认为，如果窦性停搏或窦房传导阻滞伴有明显的临床症状（头昏、晕厥或近乎晕厥）或窦性停搏极慢伴或不伴窦房传导阻滞（图 2-59），均为置入永久性起搏器的指征。

60 慢快综合征

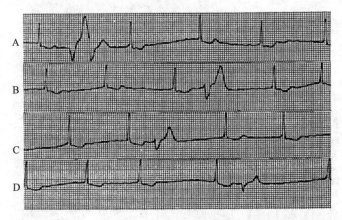

图 2-60 慢快综合征的心电图表现 图中 A ~ D 幅图为 Holter 心电图的不连续记录。基本节律为心房颤动，由于严重的房室传导阻滞，所以室率非常缓慢，并且还可见到频繁的室性早搏，所有的表现提示为慢快综合征

更严重病窦综合征可出现心房颤动，但由于同时存在房室结的病变，部分患者的心室频率极慢（图 2-60）。此种情况是否置入永久起搏器多有争论，部分学者认为置入起搏器，另外部分学者认为应结合症状的有无进行选择，如同时出现症状，则应选择起搏治疗。严重病窦综合征表现为室率极为缓慢的（由于高度房室传导阻滞）心房颤动。

当病窦综合征病变进一步发展时，患者可出现各种类型的快速性心律失常，如室性早搏、成对室性早搏、短阵室性心动过速以及各种各样的房性快速心律失常（图 2-60），这些快速心律失常与窦性心动过缓或窦性停搏一起构成慢快综合征。出现慢快综合征提示病窦综合征处于较晚期阶段。

第三章
起搏治疗

1 心肌缺血时严重窦性心动过缓的临时起搏

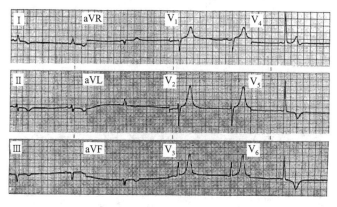

图 3-1 心肌缺血引起的严重窦性心动过缓的心电图 广泛心肌缺血所致的明显窦性心动过缓（频率 37 次 /min）

心肌梗死患者和急性冠状动脉供血不足的患者有时可出现严重的药物治疗无效的窦性心动过缓。此时亦应考虑临时起搏治疗（图 3-1）。当冠状动脉灌注恢复时或过很长一段时间后，窦性心动过缓仍未恢复，应考虑是否有病窦综合征存在。

2 急性心肌梗死时的双分支或三分支阻滞

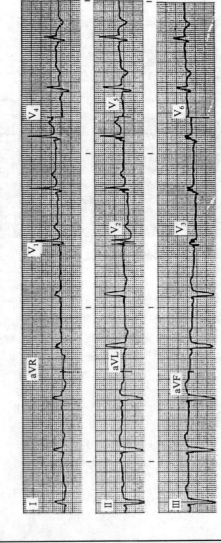

图 3-2 急性心肌梗死引起的双分支阻滞的心电图 基本节律为窦性 (频率 60 次/min)，表现为右束支阻滞并左前分支阻滞 (QRS 波电轴为 -70°)。其病因为前壁心肌梗死

急性心肌梗死时是否应用预防性起搏存在着较大争议。然而，一般同意在急性心肌梗死发生双分支、三分支阻滞时，选用预防性临时起搏 (图 3-2)。

3 病窦综合征的临时起搏治疗

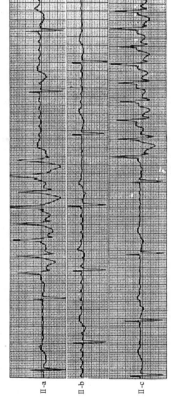

II-a

II-b

II-c

图3-3 病窦综合征的心电图表现 II导联a、b、c为连续记录。心房颤动并高度房室传导阻滞和阵发性室性心动过速。此图来自一严重病窦综合征患者，置入起搏器后可选用一种或多种抗心律失常药物治疗室性心动过速。

由于绝大部分病窦综合征患者最终需要永久性起搏治疗，所以临时起搏并非必要。但在某些病窦综合征患者中，在同时出现的快速性心律失常不能被人工起搏所抑制的情况下，可能要选用一种或多种抗心律失常药物（图3-3），由于这类药物本身对窦房结功能的抑制，所以应用此类药物必须在临时起搏的保护下应用。

4 洋地黄中毒所致缓慢性心律失常的起搏治疗

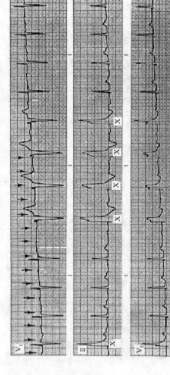

图 3-4　高度房室传导阻滞的起搏治疗　箭头所指为 P 波，心房节律为房性心动过速，频率 155 次 / min，同时合并有高度房室传导阻滞（X 记录示心室起搏脉冲）

当洋地黄中毒患者出现有症状的缓慢性心律失常时，常需要临时起搏治疗。此时的缓慢心律失常可以是窦性心动过缓、窦性停搏或窦房阻滞，心房扑动或房性心动过速，但更为常见的是高度或完全性房室传导阻滞。此时心房的节律也可能是心房颤动，心房扑动或房性心动过速，但是室率却极为缓慢，此时需置入临时起搏器以提高室率（图 3-4）。但永久起搏治疗并无必要，因为随着洋地黄在体内的清除，房室传导异常可恢复正常。

5 颈动脉窦晕厥的起搏治疗

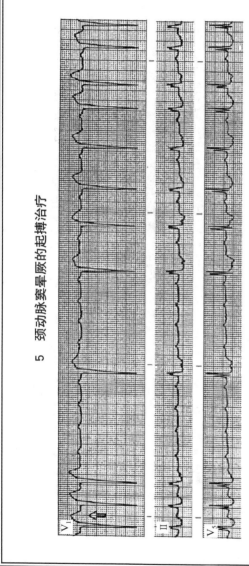

图 3-5 颈动脉窦晕厥的起搏治疗 颈动脉窦刺激（箭头所指）所致的缓慢心室频率

颈动脉窦晕厥的起搏治疗 颈动脉窦刺激（箭头所指）所致的缓慢心室频率

对于颈动脉窦高敏的患者来说，一旦颈动脉刺激，缓慢性心律失常，晕厥三者间的关系十分明确时，即应选用起搏治疗。许多患者在剃须时，穿高领衬衣时，颈部转动时即可出现晕厥，颈部对颈动脉窦刺激的高敏反应是由于药物（洋地黄、在此情况下，应选用永久起搏治疗。但是一些患者对颈动脉窦刺激的高敏反应是由于药物（洋地黄、甲基多巴，心得安）所导致，则应选用临时起搏治疗（图 3-5），并撤去相关的治疗药物。

6 难治性快速性心律失常的起搏治疗

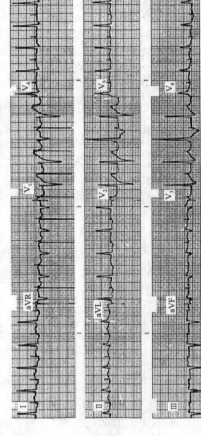

图 3-6 快速右房起搏的心电图 快速右房起搏（频率 110 次/min）用于纠治新近膈面心肌梗死患者伴发的难治性室性心动过速

异位性快速性心律失常经多种药物治疗无效时，可选用临时起搏治疗。以起搏方式纠治快速性心律失常可有多种方式，但一般说来，经心房或经冠状窦起搏较为安全（图 3-6），而且对需要维持较高心输出量的患者更为有益。以起搏纠正快速性心律失常可见本书其他部分。

7 少见型房室结内折返性心动过速

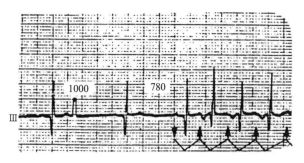

图 3-7 少见型（快慢型）房室结折返性心动过速的心电图 少
见型房室结内折返性心动过速的诱发过程。心动过速发作时，RP
间期长于 PR 间期。窦性心律从 60 次/min 增加到 77 次/min 时即
诱发心动过速

20 世纪 70 年代，学者们发现房室结内折返性心动过速可分
为普通型和少见型。少见型房室结内折返性心动过速从结内快通
道下传，从结内慢通道逆传（图 3-7），因而在心动过速发作时的
心电图上即表现为 PR 间期短，RP 间期长。此型心动过速的发
作常由轻微的窦性心动过速所诱发。目前认为此型心动过速实为
间隔部分的慢传导旁道所引起。

8 普通型房室结内折返性心动过速

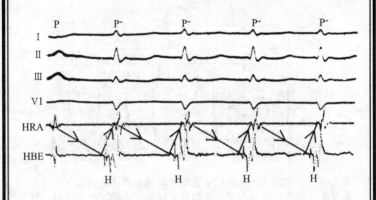

图 3-8 普通型(慢快型)房室结折返性心动过速的心内电图说明 普通型房室结内折返性心动过速的希氏束电图记录。图中可见 PR 间期长于 RP 间期。P⁻代表逆传 P 波,H 代表希氏束电位。HBE 代表希氏束电图。HRA 代表高位右房电图

　　目前已知房室结内可存在多个传导速度不一的纵行传导束。在发生心动过速的那些患者中,这些传导束可被分为前向快通道和慢通道。普通型房室结内折返性心动过速发生时,一般是慢通道作为前传支,快通道作为逆传支(图 3-8),因而在心电图上即表现为 PR 间期长,RP 间期短。

9 Kent束参与的房室折返性心动过速

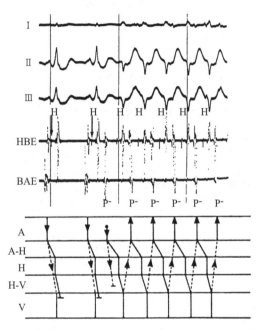

图3-9 Kent束参与的房室折返性心动过速心内电图说明 预激综合征患者发生的房室折返性心动过速。下图为梯形示意图。图中中断的斜线代表通过Kent束的传导。第3个心搏为房性早搏诱发房室折返性心动过速。心动过速时的QRS波呈左前分支阻滞图形

由预激综合征引起的房室折返性心动过速几乎占到阵发性室上性心动过速的一半，虽然其折返环路涉及心室，但由于其发生机理、诊断和治疗十分类同于房室结内折返性心动过速，目前仍将其归于阵发性室上性心动过速。此型心动过速发作时，以房室结希蒲系统为前传支，以旁道作逆传支（图3-9）。

10　起搏治疗频发室性早搏和非持续性室性心动过速
——房室顺序起搏

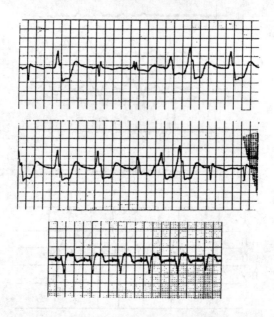

图 3-10　室性早搏和短阵室性心动过速及起搏的心电图　上二幅图显示多灶性室性早搏和短阵室性心动过速，药物治疗无效。下一幅图显示室性早搏经房室顺序起搏后消失

　　目前已知一些频发室性早搏和非持续性室性心动过速的机理为局灶性心肌的兴奋性异常增高。虽然部分患者药物治疗有效，但仍有部分患者可能经多种药物治疗均无效。此时可利用起搏治疗来消除这部分顽固性室性早搏和非持续性室性心动过速（图 3-10）。其主要方法有超速抑制和房室顺序起搏。

11 起搏治疗频发室性早搏——超速抑制

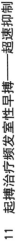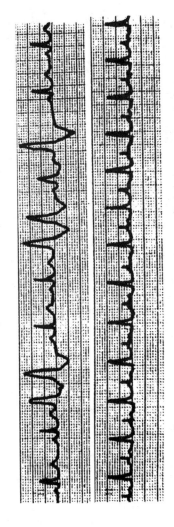

图 3-11 超速抑制治疗频发室性早搏前后的心电图变化 上帧图示未经起搏治疗时，可见频发的室性早搏，下帧图中可见起搏后室性早搏消失

异位兴奋点的自律性增高是心律失常发生的机制之一，采用高于异位兴奋点激动的频率起搏（超速）可抑制其异位兴奋点发放电信号，从而治疗快速心律失常（图3-11）。

12 体外起搏诱发和终止室性心动过速

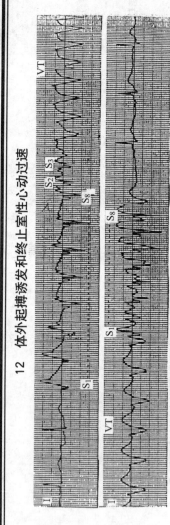

图 3-12 起搏诱发和终止室性心动过速的心电图记录 上帧图示室性心动过速的诱发。心电图记录来自一服用胺碘酮和奎尼丁的患者。基本节律为窦性。以周长为 500 ms 进行基础刺激后，以 280 ms 和 360 ms 的配对间期发放 S₂，S₃ 刺激时诱发室性心动过速。注意体外刺激的 QRS 波形态极性略有变化，提示刺激部位有所改变。下帧图示周长为 350 ms 的连续 8 个体外刺激将室性心动过速转为 100 次 /min 的心动过速，随后转为窦性心律。

体外起搏首先由 Zoll 于 1952 年应用于临床，主要用于心脏骤停的急诊抢救。后来该方法逐渐被经静脉心内膜起搏法所取代，即使是在急诊抢救时，也很少有专家再采用体外起搏法。主要是因为非创伤性体外起搏法 (NTP) 能量输出太大，可导致起搏电极接触处皮肤灼伤和刺痛，并可引致胸壁肌肉的强烈收缩和对心电图的干扰。晚近，随着工程技术进展，体外起搏仪已有很大改进，其今获心脏所需的输出能量大为降低，不仅可用于心脏骤停的抢救性起搏治疗，还可作为一种非创伤性生理刺激仪，在某些情况下诱发和终止心动过速（图 3-12）。

13 亚速起搏终止室上性心动过速

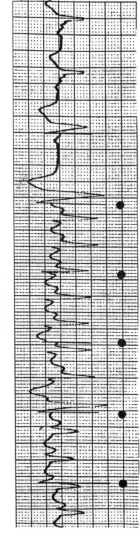

图 3-13　室上性心动过速被亚速竞争性起搏所终止的心电图记录　在已置入起搏器的患者胸前皮肤处放置磁铁将 VVI 起搏转为 VOO 起搏。实心圆点示心室刺激。心动过速转复后立即撤去磁铁以免发生竞争心律

1976 年，Krikler 等首先报道其自行设计的"双重夺获"单腔起搏器终止两例室上性心动过速的效果。实际上，数年前，Ryan 等曾通过磁铁将 VVI 起搏器转为 VOO 起搏纠治室上性心动过速，获得很好效果，但可惜的是，该作者未留下心电图的记录。虽然我们现在已明在已固定频率起搏实际上是另一种形式的亚速起搏，只要有一个电刺激随机落人到心动过速止窗口，即可终止折返性心动过速，尤其是大折返环心动过速（图 3-13），但是 Krikler 等的工作无疑是开创了起搏治疗心律失常的新纪元，目前所知相当多的心律失常可通过起搏方式纠治。

14　体外起搏终止室性心动过速

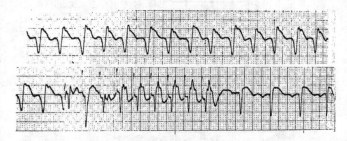

图 3-14　**体外起搏终止室性心动过速的心电图记录**　频率 125 次 / min 的室性心动过速被体外超速起搏 (频率 160 次 / min) 所终止，输出能量 90 mA

通常认为体外起搏终止室上性心动过速较室性心动过速有效，以终止房性心律失常的效果最差。如 Altamura 等报道的 14 例室性心动过速中有 7 例 (42.9%) 能被体外起搏方式所终止，室上性心动过速中旁道参与的 6 例中有 5 例可被终止，1 例房室结内折返性心动过速未能被终止，3 例心房扑动未能被终止。现已明了这些与每种心动过速折返环路大小有关。另外，起搏方式中超速起搏 (图 3-14) 方式优于亚速起搏方式。

15　体外起搏终止室上性心动过速

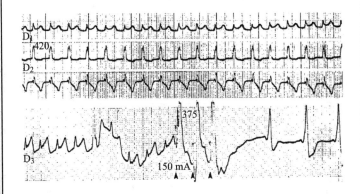

图 3-15　体外起搏终止室上性心动过速的心电图记录　频率为 142 次／min 的房室折返性心动过速被频率为 160 次／min 连续三次体外起搏电刺激所终止，输出能量 150 mA

目前已知室上性心动过速主要的两种电生理类型为旁道参与的房室折返性心动过速和房室结双径路参与的房室结内折返性心动过速。由于房室折返性心动过速为大折返，终止窗口较宽，因而更易被电刺激如体外起搏刺激所终止（图 3-15）。

16　不同频率体外起搏终止房室折返性心动过速

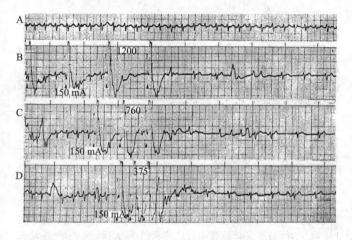

图 3-16　不同的起搏频率终止房室折返性心动过速的心电图记录　房室折返性心动过速(A帧)被频率为 50 次／min (B帧)、80次／min (C帧)和 160 次／min (D帧)的体外起搏脉冲所终止，输出能量 150 mA

　　由于房室折返性心动过速为大折返环路的折返性心动过速，因而易被各种刺激方法所终止，包括不同频率的体外起搏均可终止房室折返性心动过速(图 3-16)。但心房扑动、房室结折返性心动过速等微折返环路或小折返环路折返的心动过速较难被体外起搏所终止。

17　频率递减的抗心动过速起搏

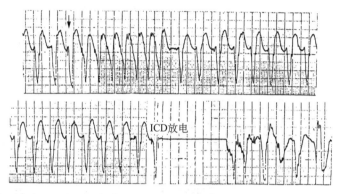

ICD放电

图 3-17　采用频率递减方式抗心动过速起搏的心电图记录　上
帧图中前 2 个心搏频率为 125 次 / min（周长 480 ms）的室性心动
过速，在此两心搏之后为频率递减的连续 8 个心室刺激，短暂夺
获心室未完全终止心动过速，持续的心动过速导致置入埋藏式心
脏转复除颤器自动放电，但未能转为窦性心律而仅使心动过速的
形态改变，然后该心动过速自行终止（图中未显示）

　　与连续递增起搏相反，起搏频率从高到低逐次递减的起搏方
式称为连续递减起搏（图 3-17）。主要用于终止伴有窦房结功能
障碍的心动过速以防心动过速停止时出现长时间的停搏。另外，
频率递减性起搏较少并发心动过速的加速及心室颤动，临床应用
较为安全。

18 短阵猝发刺激终止单形性室性心动过速

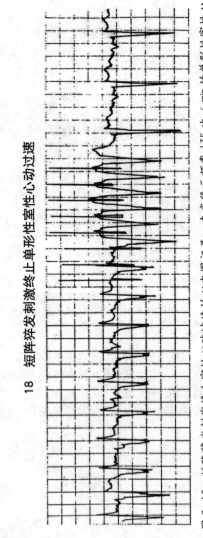

图 3－18　短阵猝发刺激终止室性心动过速的心电图记录　左半段示频率 135 次／min 的单形性室性心动过速，随后可见 8 个连续快速刺激使该猝发刺激转复室性心动过速转复为窦性心律

不同形态的室性心动过速有其不同的电生理发生机制，因而对各种形式脉冲刺激的反应极不一致，但目前大多数电生理专家认为单形性室性心动过速的电生理机制为折返所致。部分单形性室性心动过速的折返环路很小或者存在传入阻带，一般的刺激方法难以侵入其折返环使其终止。此时可能需要短阵猝发刺激才能终止（图 3－18）。短阵猝发刺激时，刺激仪连续发放数个至数个快速刺激脉冲，频率一般为 300 ～ 500 次／min。猝发刺激转复心动过速的成功率高，对某些早搏刺激复律难以奏效的心动过速（如心房扑动），猝发刺激常能获得满意的效果。故常用于终止频率较快的折返性心动过速。

19　短阵猝发心室刺激使室性心动过速频率加速

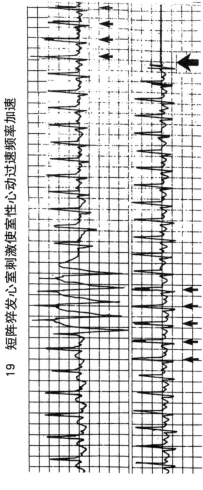

图 3—19　短阵猝发心室刺激使室性心动过速率加速的心电图记录。上幅图的左半边图示频率为 145 次 / min 的单形性室性心动过速，随之可见由抗心动过速起搏发出的 5 个短阵猝发刺激脉冲。但该串脉冲并未终止室性心动过速，反使心动过速的频率加速到 185 次 / min。起搏器再次释放一短阵猝发刺激仍未能终止该室性心动过速（接的前头所指处）。由于室性心动过速的频率超过理藏式心脏转复除颤器的触发频率，促发 ICD 放电

虽然短阵猝发刺激对心动过速有较高的转复率，但此种刺激方式却有其严重的缺陷。猝发刺激的主要缺陷在于其可使心动过速频率加速（图 3—19），甚至有恶化为心室颤动的可能，因而临床应用此种刺激方式时应十分小心。

20 频率递减起搏和短阵猝发刺激抗心动过速效果比较

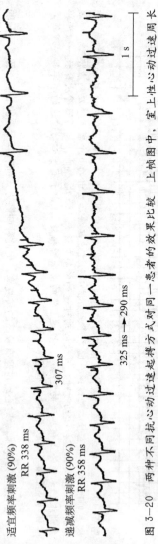

适宜频率刺激（90%）
RR 338 ms

307 ms

递减频率刺激（90%）
RR 358 ms

325 ms → 290 ms

1 s

图3-20 两种不同抗心动过速起搏方式对同一患者的效果比较 上帧图中，室上性心动过速周长338 ms，以心动过速周长的90%（307 ms）作为脉冲间期连续发放7个刺激可有效终止心动过速。下帧图示再次自发室上性心动过速，周长358 ms，以358 ms的90%（325 ms）周长作为第一个刺激，与Rr波起配对行频率自减型扫描刺激时诱发心房颤动

无论采取何种起搏方式，抗心动过速起搏的一个重要问题是其可引起心房颤动，在室上性心动过速病例中，以预激综合征伴发的房室折返性心动过速有较高的心房颤动发生率（与房室结折返性心动过速相比较而言）。考虑到预激并发心房颤动时有较快心室反应发生率，因而有学者建议对预激综合征伴发的房室折返性心动过速患者首选射频消融和手术治疗，无效时，最后才考虑抗心动过速起搏。除此之外，起搏时心房颤动的发生率高低与刺激方式有关。有学者报道适应性频率自减型猝发刺激（adaptive autodecremental）有较高的心房颤动发生率（图3-20）。

21　起搏治疗复发性室性心动过速——按需起搏

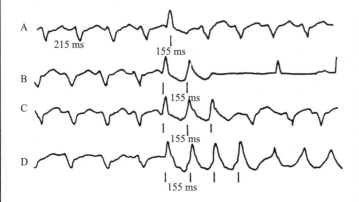

图 3-21　同一频率不同刺激个数对室性心动过速的影响　室性心
动过速的周长为 215 ms，期前刺激的配对间期及周长都是 155 ms，
观察不同期前刺激对室性心动过速的影响。A：1 个期前刺激，
未能终止室性心动过速；B：2 个期前刺激，使室性心动过速终
止；C：3 个期前刺激，未能终止室性心动过速；D：4 个期前刺激，
使原来的室性心动过速转变为另一种频率更快的室性心动过速

　　临床上所见到的复发性室性心动过速由三种机理所产生，折
返、自律性增高、触发机制。而由折返机制所致者占绝大部分，
尤其是单形性持续性室性心动过速。折返机制所产生的室性心动
过速存在可激动间歇，适时的额外电刺激可引起一次可扩布的电
兴奋，也就可产生一次 QRS 波。此次兴奋可产生它自身的不应期，
因而来自折返环的冲动有可能落在此一心动的不应期内，因而可
以终止室性心动过速。
　　与室上性心动过速相比，室性心动过速常发生于有器质性心

脏病的临床背景上，因而心室的颤动值较正常人低，试图终止此类心动过速的起搏刺激有可能反而使室性心动过速频率加快，严重时甚至会恶化为心室颤动而危及生命。根据临床电生理检查的经验，室性心动过速对刺激可能出现以下三种不同的反应（图3-21）：①室性心动过速被终止；②经刺激后，室性心动过速不能被终止，但被重整；③室性心动过速的频率加速，甚至恶化为心室颤动。最早的用抗心动过速起搏器治疗室性心动过速的报道见于 Fisher 1975 年的有关文献，但其所选病例均为心脏病和室性心动过速节律比较稳定的患者，而且在埋置前，必须经过尽量多次的电生理测试，肯定起搏刺激对终止室性心动过速有效而无恶化反应者才能应用。目前该方法已不被医生采纳，而被具有抗心动过速起搏、电击复律除颤、纠正过缓心律的 ICD 所取代。

22 起搏治疗复发性室性心动过速——短阵猝发刺激

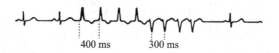

400 ms   300 ms

图 3-22 短阵猝发刺激终止室性心动过速的心电图记录 室性心动过速的周长为 400 ms，用快于心动过速频率的 4 个 300 ms 脉冲刺激终止了室性心动过速

虽然不主张对反复发作的室性心动过速患者置入永久性人工心脏起搏器，但是起搏刺激终止室性心动过速仍有一定的临床价值。例如在下列两种情况下：①复发性室性心动过速经多种抗心律失常药物治疗后仍然无效，可选用临时起搏方法；②虽然置入了 ICD，但为了减少放电次数，ICD 首先仍启用抗心动过速程序以终止心动过速。在终止室性心动过速的诸多起搏刺激方案中，仍以短阵猝发刺激最为有效（图 3-22）。短阵猝发刺激是指以比心动过速的频率快 5～10 次／分的方法发放 4～8 个连续电脉冲。使心动过速的每一个心电周期中有可能落入不止一个的刺激，这样更易于进入终止窗口而终止心动过速。但是该方法有引起室性心动过速恶化为心室颤动的潜在危险，尤其当刺激频率过快或刺激时间过长时更易发生，因而在室性心动过速时应用此方法要十分慎重和小心。

23　VVI 起搏器防止扭转型室性心动过速发生

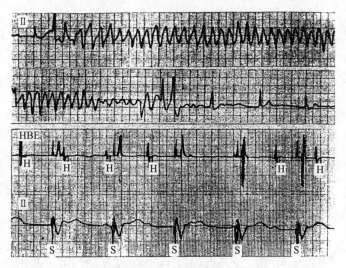

图 3-23　尖端扭转型室性心动过速与起搏治疗的心电图　上帧图示Ⅲ度房室传导阻滞的同时有频发室性早搏，尖端扭转型室性心动过速，下帧图示安装 VVI 起搏器后，既无室性早搏发生，亦无室性心动过速出现

　　临床上，使用抗心动过速起搏器纠治快速性心律失常可以出于不同的策略和目的。快速性心律失常随缓慢性心律失常的发生而出现时，首先应纠治缓慢性心律失常。因为心率缓慢时心肌应激性恢复的离散度大，可能形成折返活动，导致心动过速、心房颤动、甚至也有发生快速性室性心律失常的可能。高度或完全性房室传导阻滞患者，常发生快速性室性心律失常，包括尖端扭转型室性心动过速。此时使用起搏治疗可使心肌应激性恢复均匀，从而使心动过速发生的机会大大减少或使之完全不发生(图 3-23)。

24　起搏治疗房室折返性心动过速——心室固定频率起搏

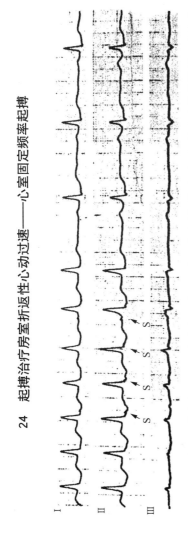

图 3-24　起搏治疗房室折返性心动过速　采用固定频率起搏（标识为 S）终止房室折返性心动过速

无论是房室折返还是房室结内折返引起的阵发性室上性心动过速，均有经不同径路的室房逆传。此时如果用双腔起搏器维持心房和心室的同步协调激动就可以防止心动过速的发生。为此，有些学者基于此种考虑对起搏治疗房室折返性心动过速做了一些探索。1967 年 Coumel 报道用固定频率心室起搏治疗房室折返性心动过速（图 3-24），发生心动过速时以 DOO 方式起搏均是基于这一考虑。DOO-DVI（平时以 DVI 方式工作，发生心动过速时以 DOO 方式工作）方式起搏均是基于这一考虑。1980 年，Suny 甚至采用 DDT 方式来纠治房室折返性心动过速。该起搏器当感知到 P 波时即刻触发刺激心室，于感知 QRS 波时即刻触发刺激心室，以打断室房逆传时房和室之间的直接相关关系。

25　心房快速起搏控制房性心动过速

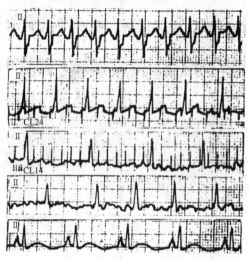

图 3-25　心房快速起搏对房率和室率的影响　患者房性心动过速频率为 180 次 /min，快速心房刺激频率达 250 次 /min 时，心房起搏搏动以 2∶1 比例下传心室，心室率为 125 次 /min，较自然房性心动过速频率为慢，当刺激频率增加到 460 次 /min 时，发生了心房颤动，下传的心室率为 70 次 /min，停止刺激半小时后恢复窦性心律

　　临床上有些房性心动过速有时用药物难以终止，此时可采用起搏的方法控制心房频率。即以比房性心动过速频率更快的频率起搏心房使其发生房室传导障碍，不能保持 1∶1 下传，使实际心室搏动频率比原来房性心动过速的频率为低。有时快速心房刺激可使规则的房性心动过速转变为心房颤动，此时房室结的隐匿性传导，也可达到使心室频率减慢的目的（图 3-25）。由于心房颤动对药物的反应较好，此时也可选用药物（如洋地黄）使心室率减慢，甚至使其恢复为窦性节律。

26 亚速竞争刺激终止心动过速

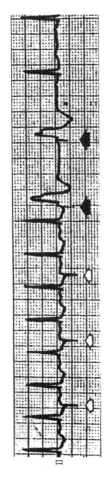

图3-26 房室交界区折返性心动过速（频率156 次/min）被非同步亚速（76 次/min）刺激所终止的心电图记录 人工刺激随机落入心电周期，白色箭头为无效刺激，黑色箭头获心室，第4个刺激落入终止区，使心动过速终止

虽然超速刺激或短阵猝发刺激两者终止心动过速非常有效，但因为这两种刺激频率均为快于心动过速本身的固有频率，因而有使心动过速恶化的可能，存在致心室颤动的潜在危险。为了减少此可能，可采用另一种刺激方式——亚速竞争刺激，即低于心动过速频率的非同步刺激使人工刺激与心动过速的搏动相竞争。此时人工刺激将随心动过速的不同心电周期中，如某一刺激刚好落在终止窗口内，即可打断折返激动而终止心动过速（图3-26）。

27　超速刺激终止心动过速

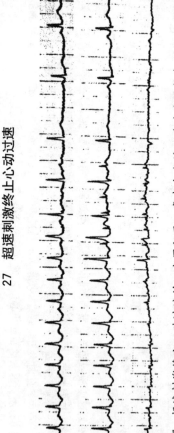

图 3-27　超速刺激终止心动过速的心电图记录　患者自发的心动过速周长为 320 ms，置入的抗心动过速起搏器感知到此心动过速，发放周长为 230 ms 的连续 7 个短串刺激终止了心动过速

超速刺激是最为有效的终止心动过速的电刺激方式。这是因为在心动过速的每一个心电周期中可落入不止一个刺激，使电刺激落入心动过速的终止窗口的机会大大增加，因而其秦效比亚速刺激为快（图 3-27）。但它引起的心脏不良反应比亚速刺激为多，刺激时间越长，刺激频率越快，发生这种不良反应的可能性越大。如对心房行超速刺激时可能引起心房颤动，对心室行超速刺激时亦有可能引起心室颤动。为避免第一个刺激就落在心电周期的易损期，可设计规定第一个刺激的发放时机，避开易损期，这段配对时间称为初始延迟时间。

28 "自减型"心室超速刺终止心动过速

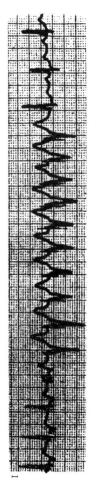

图3-28　心动过速被减速型心室刺激所终止的心电图记录　房室折返性心动过速被"自减型"心室刺激所终止。

一般地，超速刺激的频率比心动过速的频率快5～10次/min（6次/min）即可。如果心动过速的频率在180次/min左右，超速刺激的频率在200次/min左右，最快时可到250次/min，但一般不宜快于此频率，尤其做心室刺激时，而且时间也不宜过长。临床常用的方式是短阵快速刺激（或猝发刺激）。每阵猝发刺激的脉冲数多在4～16个之间。一旦规定了配对间期和脉冲次数，也就规定了总的刺激时间。短阵快速刺激还有两种不同的方式：自减型刺激方式和超高频刺激方式。自减型刺激方式规定短阵刺激的脉冲数目，第一个脉冲刺激的初始间期略短于心动过速的周期，此后的脉冲间隔一次比一次缩短，缩短到200ms以后就不再进一步缩短（图3-28）。超高频刺激是指用100～200Hz刺激50～250ms，此一短阵刺激的开始部分还主心肌不应期，随后心肌脱离不应期，有应激反应，但刺激频率过快，实际上只有一个刺激引起心肌的反应。后一种方法临床上未见应用，但由于其有潜在危险性，后一种方法临床上未见应用。

29 心动过速被抗心动过速起搏器终止的心电监测记录

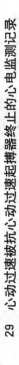
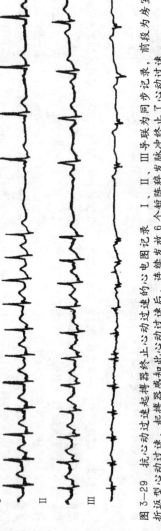

图 3-29 抗心动过速起搏终止心动过速的心电图记录 Ⅰ，Ⅱ，Ⅲ导联为同步记录，前段为房室折返型心动过速，起搏器感知此心动过速后，连续发放 6 个短阵发脉冲终止了心动过速

抗心动过速起搏器置入后，在手术恢复过程中应做连续心电图监测，以防止可能出现电极移位、功能失常，并且可能记录下心动过速诱发和终止的情况，这样可帮助确认抗心动过速功能是否正常。

30 经食管电生理检查证实的抗心动过速起搏记录

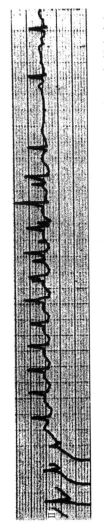

图 3-30 抗心动过速起搏器被经食管电生理检查所验证的心电图记录 起始段示食管电极刺激诱发心动过速，该心动过速被抗心动过速起搏器所感知并发放连续 7 个短阵刺激脉冲，终止心动过速，转为窦性心律。

置入抗心动过速起搏器患者出院前，通常最好应进行一次诱发试验以确认其功能是否正常。食管电生理检查由于其无创性和可重复性的优点可被选用（图 3-30）。

31　临时起搏纠治尖端扭转型室性心动过速

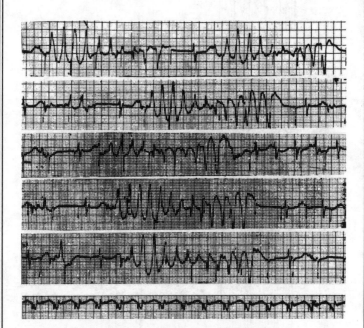

图 3-31　临时起搏对尖端扭转型室性心动过速的作用　一置入起搏器患者使用奎尼丁时因低血钾而诱发尖端扭转型室性心动过速。由于电复律可能对起搏器造成损害，故经胸壁刺激试验以检测起搏器功能。图中虽然可见起搏刺激信号（来自胸壁刺激）持续存在，但没有一阵扭转型室性心动过速是由该刺激信号所诱发的。置入临时起搏后尖端扭转性心动过速终止

尖端扭转型室性心动过速可由多种原因引起，应用药物（如普鲁卡因酰胺）和电解质紊乱亦可引起，如果这两者同时存在更易引起，不过此时临时起搏仍是一最好的方法（图 3-31）。

32 心力衰竭患者的双心室起搏

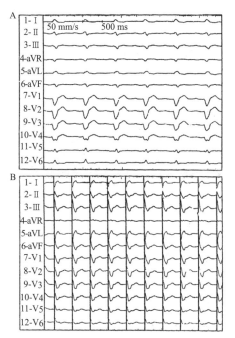

图 3-32 双心室起搏治疗心力衰竭的心电图 A 示心力衰竭患者起搏前的宽 QRS 波，时限达 220 ms；B 置入双室起搏器后 QRS 波时限缩短至 130 ms，同时超声多普勒提示每搏输出量和心功能参数有明显改善

最近有愈来愈多的专家学者试图将双室起搏技术应用于心力衰竭的患者，以便减轻这些患者的临床症状，提高运动耐受性，改善生活质量。已经发现有 QRS 波增宽的心力衰竭患者(图 3-32)行双室起搏确能增加左、右心室之间及心室收缩的同步化，减少二尖瓣反流，进而增加每搏量和心排出量。

第四章
起搏心律与自身心律

1　AV 延迟时间对心输出量的影响

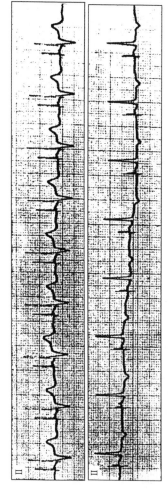

图 4-1　起搏器设置的 AV 间期不同其起搏方式不同　患者因病窦综合征而安装了 Intermedics 公司的 Galaxy 双腔起搏器，工作方式为 DDD，患者的房室传导功能良好。上条：AV 延迟时间定为 150 ms，呈房室顺序起搏方式；下条：AV 延迟时间调为 250 ms，变心房起搏下传心室的工作方式。

在一定的频率范围内，AV 延迟时间以 150～180 ms 为适。在实际应用中，可根据不同的临床背景调整 AV 延迟时间。对有正常房室传导能力的患者，调长 AV 延迟时间的目的是让心房激动可更多地下传到心室。这样可使下传的心室激动有正常的室内传导顺序（假定患者未同时存在室内阻滞），比心室起搏更接近正常生理状态，血流动力学效果会更好一些，还可节省起搏器的电能（图 4-1）。但是过长的 AV(PR) 间期也有其不利影响。调短 AV 延迟时间的目的是需要心室起搏搏动，如右心室起搏搏动可减轻肥厚心肌对流出道的梗阻，故可用同样的方法治疗扩张型心肌病。

2 起搏器引起及自发产生的双重性并行心律

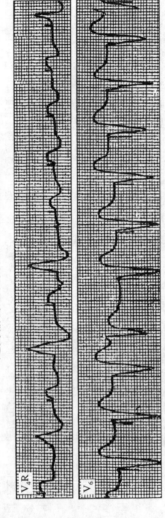

图4-2 起搏的QRS波与心室自身的QRS波同时并存的心电图 双重性并行心律

极少数情况下，在同一份心电图中可同时看到起搏器引起的并行心律及自发的室性并行心律（图4-2）。患者使用心室固定频率型起搏器，起搏器功能失灵，起搏频率为100次/min，其间混杂有室性并行心律，室性并行心律的间期为1.08 s或1.08 s的倍数。V4R导联中第2个及最后一个QRS波以及V6导联中第2个及第9个QRS波，为起搏器并行心律与室性并行心律所形成的室性融合波。

安装起搏器时产生的融合波，可由几种心动相融合所致：①两个起搏器之间的搏动；②起搏搏动与窦性自发的室性期前收缩。由于两个不同来源不同的激动同时激发了心室，以致互相干扰而部分抵销，所以室性融合波QRS波形态介于两者之间。

竞争心律不一定都有重要的临床意义。较竞争心律更重要的是脉冲刺激落在心室的易损期可能诱发致死性心律失常。一般认为"易损期"相当于心电图 T 波顶峰前 20～40 ms 这段时间。有学者发现，在心室复极时如以足够强度的脉冲刺激心室，如该刺激落在易损期就可引起反复的室性心动过速及心室颤动。但情况并非完全如此，有时脉冲落在易损期却安然无事，有时落于易损期以外也可引起严重的心律失常。有时脉冲刺激同样落在易损期上，有的引起室性心动过速，有的则不能引起心动过速（图 4-2）。

根据动物实验和临床电生理资料，就可明了脉冲刺激作用于易损期引起的严重心律失常，心室颤动常发生于刺激强度至少是心室除极强度的 10～20 倍作用于正常非不应期时。因此，在一般情况下，即使刺激落在易损期也不容易发生致死性心律失常。但在心肌缺血、迷走神经兴奋、电解质紊乱（尤其低血钾），酸碱平衡失调，应用儿茶酚胺、洋地黄、奎尼丁等，心室颤动阈值明显降低，则落在 T 波或前后的刺激易致致命性室性心律失常。其他增加心室颤动发生的危险因素有心肌异常伴并行心律、频发室性早搏，刺激强度过大，脉冲过宽以及出现 Wedensky 现象时。在这些情况下，起搏脉冲落在 T 波上有可能导致心室颤动。

3 起搏搏动和室上性激动融合的"手风琴"样作用

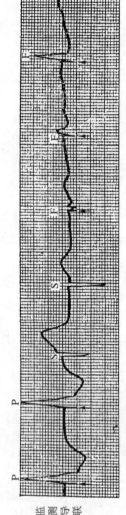

图4-3　起搏的QRS波与自身室上性QRS波以及两者的融合并存的心电图　患者为窦性心动过缓，安装起搏器后窦性心律为60次/min。前两个QRS波为起搏搏动，第3、4个QRS波为下传的室上性激动，第5、6、7个QRS波为不同形态的融合波。从室上性激动再变为融合波再变为起搏搏动的现象，酷似"手风琴"样作用。由于起搏器的逸搏间期为1000 ms，与患者自发的RR间期相等，故产生融合波（第5、6、7个QRS波）。融合波的形态之所以不同，可能是由于室上性激动与融合波后的起搏器逸搏周期以及患者自身的RR间期有轻微的变化有关

在预激综合征的心电图中，由于参与心室预激的心室肌数量不同，有时可以看到QRS波振幅及宽度逐渐增宽或缩窄的现象，此种现象极似手风琴的风箱被拉或被推拉大或被推拉小，故称为"手风琴样作用"。使用按需型起搏器时也可见到此种现象（图4-3），系由于起搏搏动和室上性激动之间产生一系列不同形态的融合波所致。

4　阈下刺激落在超常期内引起的心室反应

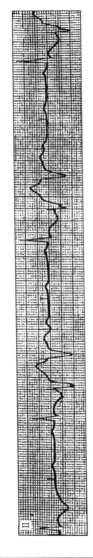

图 4-4　起搏脉冲刺激落在 T 波终末部引起的心室搏动

起搏脉冲刺激落在 T 波终末部引起的心室搏动　该图取自一完全性房室传导阻滞患者置入人工心脏起搏器后的心电图。可见自身的心室率为 100 次 /min，心室率约 33 次 /min。起搏器功能不良，脉冲刺激间期为 0.48 s，当刺激落在自身心律 T 波终末部分时，便激发心室搏动。这一部分的 T 波即代表超常相，在此间期中阈下刺激可引起心室反应，由于一连串刺激约落在前一激动一连串的超常期内，故引起一连串的心室反应。

　　心肌细胞的超常期是指在心肌细胞复极相内很短的一段时间内，阈下刺激可引起心肌反应（图 4-4）。在心电图上，此间期一般对应于 T 波的下降支，但可能包括 u 波在内。置入人工心脏起搏器的患者，超常期仅见于起搏器功能不良时，超常期的时间长短随基础心脏病的不同而异。一般而言，心肌病患者的超常期较先天性心脏病或冠心病患者为长。

5　间位性室性早搏及起搏搏动二联律

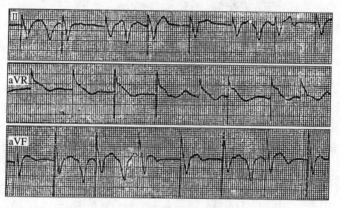

图 4-5　心室同步起搏发生的间位性室性早搏及二联律心电图　Ⅱ导联中第 2，5，9 个 QRS 波及 aVF 导联第 3，5，9 个 QRS 波为室性早搏，因落在起搏器不应期中，未被感知，亦未触发起搏器，故产生室性早搏间插在起搏搏动之中（类似间位性室性早搏）

　　置入心脏起搏器的患者可出现室性早搏，这些室性早搏既可以是患者自身的，也可能是由起搏器所引起的，并可形成二、三联律或其他形式的组合。使用固定频率型或按需型（R 波抑制型）起搏器时，可以看到室性早搏与起搏搏动的 QRS 波形成融合波。使用心室同步型（R 波触发型）起搏器的患者，室性早搏可触发起搏器，也可产生二、三联律或其他形式的组合，其室性早搏的形态多与起搏搏动的 QRS 波形态相同或相似（图 4-5）。

6 间位性室性早搏酷似室性心动过速

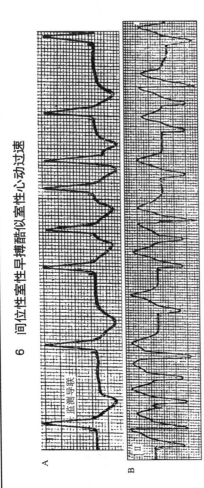

图 4—6 两个起搏的 QRS 波之间插入的室性早搏的心电图 A：起搏器频率 61 次/min，第 4、6 个 QRS 波为室性早搏（因其前面无针状起搏标志），间插在起搏动中。B：第 1 个 QRS 波发生在脉冲刺激后 0.04 s，继而出现一个室性早搏，其形态与起搏动的 QRS 波形态一致，说明它是自身起搏邻近，第 2 起搏脉冲对心室的激发，说明此室性早搏见同位性的，其后形态相仿的室性早搏出现间插于起搏动之中，酷似室性心动过速。

发生间位性室性早搏时，如果早搏的 QRS 波形态相同或类似于起搏搏动的 QRS 波，心电图上酷似室性心动过速（图 4—6）。此时应仔细辨别和区分，如能发现 QRS 波前的针状起搏标志，对诊断是极有帮助的。

7 早搏后起搏器逸搏

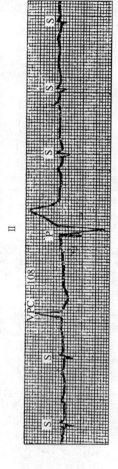

图 4-7 室性早搏之后发生的起搏心搏 S 为室上性激动夺获心室，VPC=室性早搏，P 为起搏动引起的 QRS 波

通常，室上性或室性早搏后常常伴有不完全或完全的代偿间歇。但是，如果起搏器的逸搏间期较早搏后的代偿间歇短的话，则早搏后可不出现完全的或不完全的代偿间歇，而出现起搏器逸搏（图 4-7）。起搏器逸搏的临床意义在于可用于早搏后有代偿间歇的患者，可使此类患者免于发生晕厥、头昏等症状。置入按需型起搏器后也可出现类似现象。

8　逸搏－夺获二联律

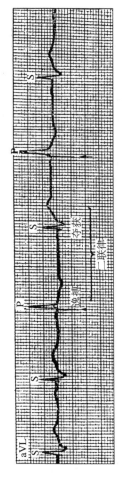

图 4－8　按需型起搏器引起"逸搏－夺获"二联律　P 代表起搏器逸搏，S 代表室上性激动夺获心室。按需型起搏器的感知功能受其前面 R 波上升坡度的影响，仅只在其高度升至 2 mV 时，起搏器才能感知，所以如果其前面的 QRS 波形态有所差异，起搏器逸搏间期则不一致

在窦房传导阻滞或室传导阻滞时，心电图上可出现结性逸搏与窦性下传激动交替发生的"逸搏－夺获"二联律。此种"二联律"在使用按需型（R 波抑制型）、心室同步型（R 波同步型）、心房同步起搏器时，也可见到，称为"医源性逸搏－夺获二联律"。

心房同步型起搏器出现"逸搏－夺获"二联律，可能是由于起搏器未能感知心房激动，致使其转为"固定频率"而与窦性心律相竞争所致，也可能是由于自身结性室性激动不适当地触发所引起。

"逸搏－夺获"二联律在心电图上表现为继一个起搏器逸搏之后，出现下个室上性激动（图 4－8）。起搏器逸搏多表现为起搏心搏引起的 QRS 波。

9　起搏器逸搏表现为融合波和伪融合波

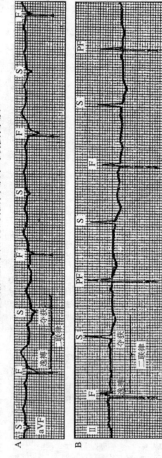

图 4-9　起搏时的融合波与伪融合波　A：起搏器逸搏表现为融合波，自发心律表现为融合波，心率 65～67 次/min（R-R 间期 0.90～0.92 s），由于自发心律与起搏器逸搏间期几乎一致，故产生第 2、4、6、8 个搏动形成融合波。S 为室上性激动心室，F 为融合波。B：起搏器逸搏表现为伪融合波，自发心律亦为轻度窦性心律不齐，平均心率 67 次/min（R-R 间期 0.90 s），与起搏器频率接近，由于有同者频率一致，心室几乎同时为室上性激动和起搏器激动所除极，故产生融合波（第 1、5 个搏动）。第 3、7 个搏动除极时，心室先被室上性激动除极，而与起搏器脉冲刺激重合形成伪融合波。因为此时起搏器虽已发出激动，但未激动心室，心室先被室上性激动除极，而与起搏器脉冲刺激重合形成伪融合波

"逸搏-夺获"二联律时的起搏器逸搏除可表现为起搏器引起的 QRS 波外，还可表现为融合波或伪融合波（图 4-9A、B）。伪融合波是指起搏器脉冲（钉样标记）落在室上性下传激动中，两者重合而非融合，也就是起搏脉冲虽被释放，但未引起心肌激动。

10　逸搏 - 夺获三联律（室上性搏动＋融合波＋起搏搏动）

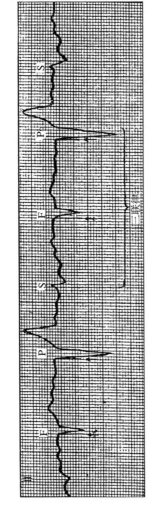

图 4—10　逸搏 - 夺获三联律（由室上性激动、融合波及起搏搏动构成）为一例心房扑动伴有房室传导阻滞患者安装起搏器后的心电图。其自发的室上性室率平均为 62 次 /min（R.R 间期约 0.96 s），与起搏器逸搏间期相接近。第 3、6 个 QRS 波为室上性下传激动，第 1、4 个 QRS 波为融合波，第 2、5 个 QRS 波为起搏动，第 3、4、5 三个 QRS 波形成三联律。由于室上性搏动逸搏间期为 0.96 s，与自发的心室激动 R.R 间期相接近，故产生融合波（第 1、4 个 QRS 波），故产生室第 3、6 个室上性搏动。由于起搏器逸搏间期大于 1.00 s，较自发的 R.R 间期为长，又因融合波后的起搏器逸搏间期 0.96 s，故产生第 2、5 个起搏搏动。由于起搏动后的逸搏间期大于 0.96 s，故产生第 3、6 个室上性搏动

逸搏 - 夺获有时也可出现三联律，表现为一个室上性搏动后，伴随一个融合波及一个起搏搏动（图 4-10）。

11 逸搏-夺获三联律（室上性搏动＋两个起搏搏动）

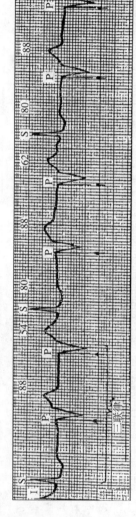

图 4-11 逸搏-起搏三联律 患者自身心率为 52 次/min（RR 间期 1.14 s），起搏器仪在 0.80 s 后发出逸搏（75 次/min）。第 1、4、7 个 QRS 波为下传的室上性激动，其后各有两个起搏搏动（如第 2、3；第 5、6；第 8、9 个 QRS 波），形成三联律。两个连续的起搏搏动中的第一个之所以出现，是由于室上性激动后的起搏间期为 0.80 s，较自身的 RR 间期为短；第二个起搏激动之所以产生，是因室上性激动落在第 1 个起搏搏动的不应期中，而未能下传至心室。由于起搏搏动后的起搏逸搏间期较长（为 0.88 s，而不是 0.80 s）故产生第 4、7 个室上性激动

逸搏-夺获三联律亦可由一个室上性激动后伴随两个起搏器心动所组成（图 4-11）。

12　房性早搏诱发起搏器逸搏节律

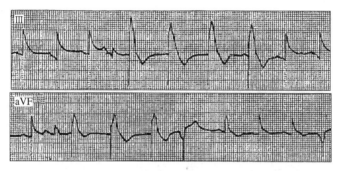

图4-12　房性早搏引发的连续心室起搏　患者基本心律为窦性心律，PR间期正常，窦性激动均能下传至心室。Ⅲ导联第4个QRS波及aVF导联第2个QRS波为房性早搏，因其落在起搏器不应期中，故未被感知；窦房结功能又为房性早搏所抑制，因而起搏器按预先安排的0.82 s间期发出逸搏；产生起搏器逸搏节律。aVF导联中尚可看到两个触发起搏器的室性早搏

　　当基本心律的激动未能在预期的时间内激发房室结时，可引起低位节律点的逸搏。同样，使用按需型起搏器的患者，如果自主激动迟迟不出现，起搏器可按预先安排的间期发出逸搏。应用心房同步型起搏器时，如果心房激动发生过早，未被起搏器感知，也可产生逸搏。使用心室按需型起搏器者，当其窦房传导功能为房性早搏所抑制（图4-12）或一个较早出现的房性早搏未被起搏器感知并抑制心房传导时，亦可引起逸搏。置入按需型起搏器的患者，如其起搏频率与窦性下传激动的频率大致相等，则窦性心律的减慢（如窦性心律不齐时）可造成窦房结与起搏器交替控制心室的现象，产生所谓窦房结——按需型起搏器分离。同理，也可出现窦房结——心房同步型起搏器分离。

13　偶联起搏造成的隐匿性传导

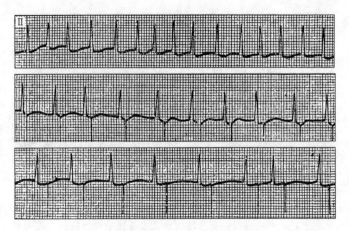

图 4-13　偶联起搏造成的隐匿性传导现象　一例经多种方法治疗无效的快速性心房颤动，安装起搏器后产生隐匿性传导的心电图。第一帧图示起搏前的快速心房颤动，室率为 170 次 /min。第二帧示安装起搏器后，脉冲刺激在 R 波出现后 60 ms 发放，因而产生隐匿性传导，使心室率减慢至 110 次 /min。第三帧示脉冲刺激在 R 波后 136 ms 发放，也因隐匿性传导的影响，使心室率减慢至 85 次 /min。其产生机理是偶联刺激侵入房室结后，由于产生隐匿性传导，干扰了激动下传至心室，使 RR 间期延长

　　隐匿性传导是指激动侵入传导系统的某一部分（常见于房室结）后，未能穿过并激动其远端心肌，而终止于该处，导致传导延迟或完全阻滞或节律点发生改变。隐匿性传导不能直接从心电图上表现出来，而只能通过其对下一次激动的影响而分析推断得出。安装心脏起搏器的患者也可出现此现象（图 4-13）。

14 心室同步型起搏器起搏动折返心室的反复心律

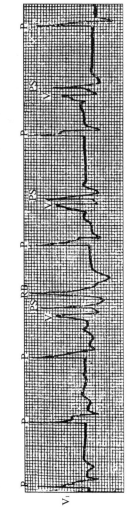

图4-14 起搏搏动折返引起的心室反复心律

起搏搏动折返引起的心室反复心律，其中夹杂有室性早搏。心室同步型起搏心律 心室同步型起搏器由心室至心室的反复心律。基本节律为心室同步型起搏心律，其中夹杂有室性早搏。由于有起搏器同步功能不良存在，故室性早搏与起搏动之间有较长的间隔。V₁导联第1个室性早搏之后的起搏脉冲刺激伴随第2个QRS波，形成心室→起搏器→心室的反复的反复心律。P为起搏器动动，V为室性早搏，PS为起搏脉冲，RB为反复动动室→起搏器→心室的反复心律。P为起搏器动动，V为室性早搏，PS为起搏脉冲，RB为反复动动的反复心律绝大部分表现为由心室至心房，再由心房到心室。此种形式的反复心律既可见于固定频率起搏器，又可见于按需型起搏器，而表现为心室又至心室的反复心律（图4-14），非常少见且难以辨别。

15　心房-起搏器阻滞

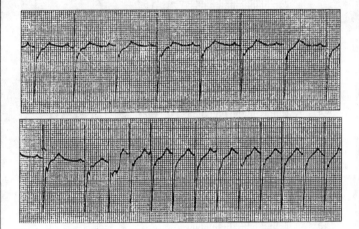

图 4-15　心房同步型起搏器伴有 2：1 心房-起搏器阻滞　随着
窦性心律的减慢，心房-起搏器阻滞消失。心房减慢虽不多，却
是临界性的。图中开始起搏间期为 0.81 s，产生 2：1 阻滞。起
搏间期延长至 0.86 s 后可恢复 1：1 心房-起搏器传导

　　已置入心房同步起搏器的患者，如因心房频率过快而致有些心
房激动未能触发起搏器时，便可产生心房阻滞。另外，起搏电极置
入局部阈值增高或起搏器机械功能失灵，而导致起搏器未能感知到
实际存在的 P 波时，亦可引起心房同步型起搏器的阻滞（图 4-15）。

16 心房起搏时的房室传导阻滞

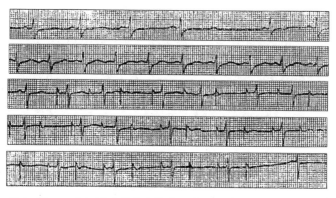

图4-16 心房起搏时的房室传导阻滞 第1帧为对照心电图，示窦性心律，PR间期0.20～0.24 s，第5个P波被阻滞，未能下传到心室，窦性P波与异位P波相距0.84 s，代表房室结的临界传导时间。第2帧为静脉注射阿托品1.25 mg后记录的心电图，其PP间期缩短至0.64 s，PR间期缩减为0.14 s，呈1：1室传导。每个P波均能下传至心室。此种随心率增快，PR间期反而缩短的反常现象与阿托品的抑制迷走神经导致房室传导加速有关。第3，4，5帧心电图为心房起搏的连续记录，其心房频率虽与静脉注射阿托品后的心房率大致相等，但其对房室传导并无加速作用。相反，随着房率的增加，却产生Ⅱ度房室阻滞，表现为3：2房室传导伴文氏现象或2：1房室传导

置入各种类型的心房起搏器时，如果心房起搏的频率太快，则大多数患者可出现房室传导阻滞。是否出现房室传导阻滞取决于很多因素，最为重要的影响因素是房室传导系统本身是否有病变及病变的严重程度，其他一些因素如基础心脏病变、药物等亦可影响心房起搏时的房室传导（图4-16）。

17　自身心律与起搏心律竞争致 R on T 现象

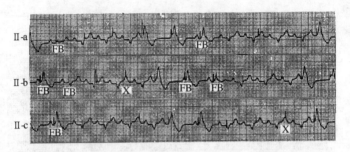

图 4-17　自身心律与起搏心律竞争的心电图　Ⅱ导联 a、b、c 为连续记录。病人自身心律为窦性心律并Ⅰ度房室阻滞。图示病人自身心律与起搏心律相互竞争，见频繁发生的室性融合波和偶见的 R on T 现象(FB 为融合波，X 示 R on T)

固定频率心室起搏器为最早被临床选用的起搏器，此种类型起搏器以固定频率起搏心室而不管病人自身的节律。以前市场上有多种类型的固定频率起搏器供选用，但目前临床上该种类型起搏器正逐步被按需型起搏器所取代。事实上，考虑到固定频率心室起搏方式与病人自身心律的相互竞争有可能诱发心室颤动，在许多种场合下，此种起搏已不被采用。例如，在阿-斯综合征的病人，房室传导有可能恢复，如果此时仍以固定频率起搏，起搏信号有可能落在病人自身心搏的 T 波上(R on T 现象)，易诱发心室颤动，尤其当心肌处于电不稳定状态时。因此，固定频率心室起搏目前仅用于慢性房室阻滞且房室传导功能绝对不会再恢复的患者 (图 4-17)。

18　起搏所致文氏型传出阻滞

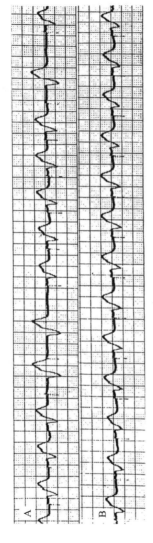

图4-18　起搏的文氏型传出阻滞　图示起搏脉冲与QRS波的距离逐渐变长，呈周期出现，A和B非连续记录

　　文氏型阻滞可出现在窦房结与心房交界处或房室交界处。窦房结文氏型阻滞表现为AA间期逐步缩短直至脱漏。文氏型房室传导阻滞表现为AV间期逐步延长，直至一个V波脱漏。同理，起搏脉冲文氏型阻滞表现为SV间期逐步延长，直至一个V波脱漏（图4-18）。

19 心房扑动时的心室起搏节律

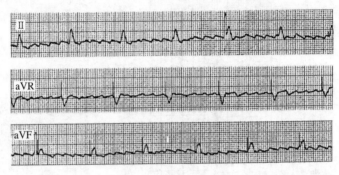

图 4-19　心房扑动时的心室起搏节律　可见心房扑动波，起搏的 QRS 波规律出现

　　起搏前存在的任何房性心律失常在心室起搏后仍可持续存在。此类房性心律失常可以是任何类型房性异位心律，如心房颤动、心房扑动或房性心动过速。很少见的情况是心房被房室连接区处的异位起搏点所控制，该异位起搏点不受人工心室起搏节律的控制。然而，在绝大部分置放心室起搏器情况下，房室连接区性心动过速或房室连结区逸搏节律是由洋地黄中毒引起的。另外，冠状窦起搏和双腔起搏时，心房活动可以改变。在人工心室起搏时，逆传 P 波可出现于起搏脉冲引致的 QRS 波后（说明存在完全的室房逆传），甚至可以看到逆传房波和自身房波融合所致的心房融合波（图 4-19）。

20 冠状窦起搏节律

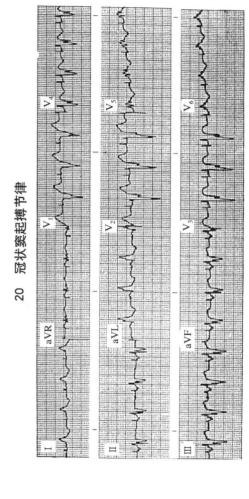

图 4—20 冠状窦起搏时的心电图 冠状窦起搏时 QRS 波呈左束支传导阻滞图形

起搏前就已存在的心电图异常如右束支传导阻滞或左束支传导阻滞、分支阻滞、双分支阻滞、预激综合征、左室或右室肥厚等不会在心房或冠状窦起搏后发生改变。而当采用心室起搏时，所有涉及 QRS 波的图形将会被心室起搏节律所掩盖（图 4—20）。

21 起搏和自身窦性心律形成心室融合波

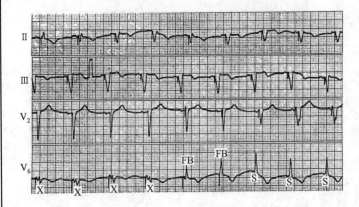

图 4-21 起搏时发生的室性融合波 按需心室起搏心律和自身窦性心律(以 S 标记)合并存在，该例患者同时存在无痛性心肌缺血，FB 标记为融合波，X 为起搏的心律

各种不同程度的心室融合波在心室起搏时极为常见。不论是固定频率的心室起搏，还是心室按需型都可发生心室融合。当患者自身心律的频率和心室起搏频率接近时，心室融合更常见到。不论心房的异位节律是哪一种，心室起搏心律均可产生室性融合波 (图 4-21)。

22 起搏心律和心房颤动时的心室融合波

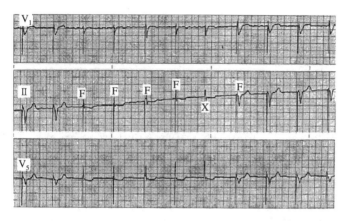

图 4-22 心房颤动患者起搏时发生的室性融合波 心房颤动并间歇性按需心室起搏节律,可见多个不同程度的心室融合波(以 F 标记),偶可见患者自身心搏(以 X 标记)

　　虽然心房颤动时的心房波完全不规则,其振幅、时间也完全不一致,但是脉冲波发放与否还依 QRS 波的有无而定,所以不造成心室竞争,但因自身 QRS 波不规则,因而也可出现程度不等的融合波(图 4-22)。

23　房性早搏与起搏心搏融合产生的融合波

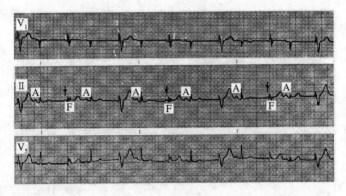

图 4-23　房性早搏下传和心室起搏产生的融合波　A 为心房波
下传引起的 QRS 波；F 为房性或窦性 P 下传与心室起搏搏动引起
的融合波

　　心室融合可由自身窦性激动和心室起搏搏动融合，亦可由房
性早搏下传心室和心室起搏搏动融合（图 4-23）。

24　心房融合波

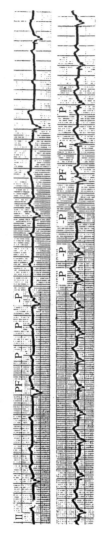

图 4-24　心室起搏引起的逆向 P 波与窦性 P 波的融合波　Ⅱ导联记录的心电图显示为窦性心律伴完全性前向阻滞。右室起搏的频率为 34 次 /min。在上帧图的中部可见到一过早的倒置 P 波（-P）。在该帧图的前一部分，另一个倒置程度较浅的窦性 P 波，发生在预期应出现的窦性融合波（PF）。下帧图示起搏频率增加到 115 次 /min 时，每一 QRS 波后有一逆传的 P 波（-P），RP 间期正常（为 0.14 s）。当此起搏频率减慢到 77 次 /min 时，又可见到融合的 P 波（PF）

与心室融合合搏动相对，心房融合合搏动不常见。例如，窦性 P 波与由心室起搏心搏引起的心房夺获搏动房室融合合产生的房性融合波在独或或是心室融合合抑或是心房融合合均无多大的临床意义。心动过速引起的逆传性房波与窦性房波更为罕见。无论是心房融合波与窦性逆传房波

25　心室起搏时的心房夺获搏动

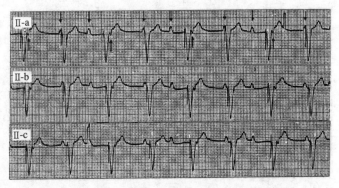

图 4-25　心室起搏逆向房室结传导夺获心房搏动　a, b, c 为 II 导联连续记录。向下的箭头所指为窦性 P 波。基本节律为窦性伴心室按需起搏，每幅图中可见数个心房夺获搏动，如 a 幅图中向上箭头所示

　　心房夺获搏动是指心房活动由心室起搏搏动所激发，此时的起搏器仍以独立的心室起搏节律控制着心室活动。因此，带有间歇性心房夺获搏动的心脏最终节律仍是完全性房室分离（图4-25）。被人工心室起搏器起搏脉冲所激发的单个心房夺获搏动是很常见的。这是因为存在逆向的房室传导功能也就是室房传导功能。在置入心室起搏器的患者发生室房传导是容易理解的。而因完全性房室传导阻滞而置入心室起搏器的患者发生室房传导，一开始不被人们广泛认识，只是因临床电生理检查广泛应用后人们才发现房室传导功能与室房传导功能并不平行受损，也就是说房室传导受损的同时，可以存在部分或完全的室房传导功能。

26　心室起搏时连续的心房夺获搏动

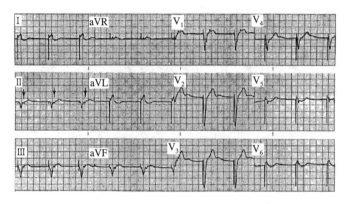

图 4-26　心室起搏逆向房室结传导引起的心房激动　由心室起搏脉冲诱致的一串心房夺获搏动（箭头所示）

　　晚近人们不仅认识到心室起搏时心房夺获搏动的发生率及其机理，而且也了解到心室起搏时心房夺获搏动是产生起搏综合征的机理之一，尤其当这种夺获搏动连续发生或呈短阵性时（图4-26）。起搏综合征的症状可能较为严重，对这类病人如能使室房传导不发生或使心房不被室房传导所夺获，就可纠治起搏综合征。因此对病窦综合征患者应尽可能置入 AAI 起搏器或 DDD 起搏器，对房室传导阻滞的患者应尽可能置入 DDD 起搏器。

27 心室起搏时频率依赖性心房夺获搏动

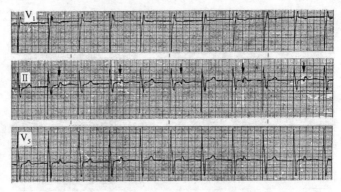

图 4-27 心室起搏时逆向 P 波出现呈频率依赖性 心室起搏时
频率依赖性心房夺获搏动（箭头所示）

逆行心房夺获搏动可以以各种不同的方式出现，其病理生理
基础是当存在有前向的完全性房室传导阻滞时，其逆向的室房传
导功能可能存在不同程度的损伤。因而在心室起搏节律时，心房
夺获搏动的 RP 间期可以是正常的，也可以是明显延长的或表现
为频率依赖性或出现 2：1（图 4-27）或 3：1 的室房传导。也
就是说在前向完全性房室传导阻滞同时，可出现文氏Ⅰ型或文氏
Ⅱ型的房室传导阻滞。

28　心室起搏时文氏型房室传导阻滞

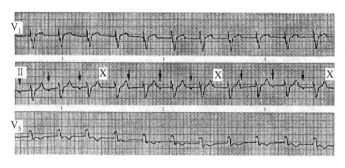

图4-28　心室起搏时的文氏型房室传导阻滞　心室起搏节律伴连续的心房夺获搏动与文氏型的房室传导阻滞

在一些少见情况下，心室起搏时的连续心房夺获搏动伴文氏型外出阻滞可被观察到。图中Ⅱ导联上箭头所指为逆传房波，可见逆传的VA延长，标准为X的地方未见有逆传房波，也即脱漏掉一个逆传房波，后一个周期可见有重复的现象再次发生，是为文氏型房室传导阻滞（图4-28）。

29　室性早搏和心室起搏时的心房夺获搏动

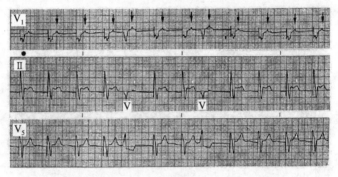

图4-29　室性早搏和心室起搏均能引起心房逆行P波　心室起搏节律和室性期前收缩两者均伴有连续的心房夺获搏动（箭头所示者）第4,7个箭头为自身室性期前收缩搏动引起的心房夺获。V表示自身的QRS波

　　有时，由心室起搏搏动和患者自身室性期前收缩搏动引起的连续心房夺获可出现于同幅心电图上（图4-29）。

30 心室起搏的反复心搏

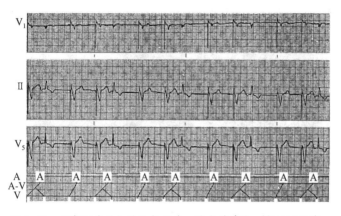

图4-30 心室起搏引起的反复心搏 基本节律为心室起搏节律，可见连续的心房夺获。起搏脉冲信号和逆传P波之间的间期在240～440 ms之间，在长的间期后多伴随有一次的反复搏动。这些表现提示有文氏型房室传导阻滞存在

　　临床上，心房夺获搏动的发生没有任何临床意义，除非此种夺获搏动伴反复搏动，抑或反复性心动过速是由心房夺获所诱发（图4-30）。

31　心室起博时可以见到下传的房性早搏

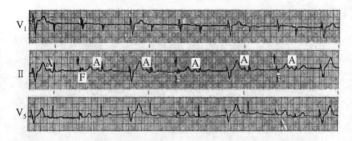

图4—31　心室起搏与自身QRS波并存的心电图表现　箭头所指为窦性P波，基本节律为窦性。可见心室起搏搏动和频繁的房性早搏（标记为A），并可见到心室融合波

　　人工心脏起搏时可见各种不同来源的早搏。如果患者因完全性房室传导阻滞而置入起搏器，此时出现的房性早搏总不会传到心室。相反，如果因不完全性房室传导阻滞或病窦综合征而置入起搏器，此时出现的房性早搏有可能传到心室（图4-31）。

32　I 度房室传导阻滞伴心室起搏与室性早搏形成起搏—早搏二联律

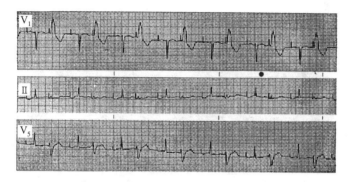

图 4-32　心室起搏与室性早搏形成的二联律心电图　I 度房室传导阻滞患者，冠状窦起搏心律和室性早搏形成起搏—早搏二联律

　　室性早搏在置入人工心脏起搏器患者中非常普遍，不论是哪一种类型起搏器或哪一种起搏方式。室性早搏常发生于有严重器质性心脏病的患者，但也可能由洋地黄中毒引起。而由洋地黄诱发的室性早搏常合并存在其他类型的心律失常，如非阵发性房室交界区性心动过速（图 4-32）。

33　窦性心动过缓时心室起搏与室性早搏形成起搏
—早搏二联律

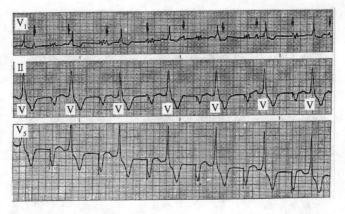

图 4-33　心室起搏与室性早搏形成的二联律　箭头所指为窦性
P 波。基本节律为窦性心动过缓，心房频率为 50~53 次 /min。可
见起搏节律和频发室性早搏形成起搏—早搏二联律，V 为室性早
搏

　　有部分学者认为由于窦性心动过缓可促发室性早搏，而起搏
器电板置入处可能靠近室性早搏微折返的入口，因而三者可形成
相互依存的关系（图 4-33）。

34　非阵发性交界区性心动过速时心室起搏与室性早搏
形成起搏—早搏二联律

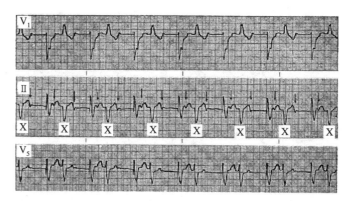

图 4-34　心室起搏与室性早搏形成的二联律　箭头所指为逆向 P
波。基本节律为非阵发性房室交界区性心动过速，此心动过速的
频率为 79 次/min。可见心室起搏搏动与室性早搏形成起搏—早
搏二联律

当室性早搏发生于固定频率心室起搏时，室性早搏和起搏心
搏两者间可相互重叠。相比较而言，在按需型心室起搏时，此种
情况不会发生。当室性早搏发生时，可观察到预期的起搏器逸搏
间期。

35　窦性心动过缓致起搏二联律

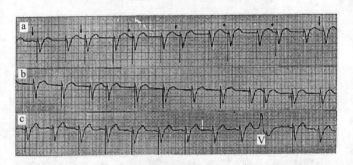

图 4-35　起搏二联律的心电图表现　a、b、c 三幅图取于不同的
时刻。在 a 幅图中起搏器所诱发的二联律在整幅图中均可见到。
该图中可见频率为 43 次 /min 的窦性节律(箭头所示),并且每个
P 波后跟随有与心房同步的心室起搏搏动。由于在一个 0.82 s 的
间歇内没有心房活动,该起搏器以提前预置的频率起搏心室。因
此短和长的间歇交替出现,从而产生起搏二联律。在 b 幅图中,
主导节律为 73 次 /min 的心室起搏节律伴有 P 波(除第 4 次心搏
和第 10 次心搏外,该两次起搏均为与心房同步的心室起搏)。C
幅图显示 77 次 /min 与心房同步的心室起搏节律,注意在每次窦
性 P 波后面跟随有一个起搏信号和 PR 间期为 0.16 s 的 QRS 波。
存在稳定的偶发室性早搏(标记为 V)

　　起搏二联律常常发生在窦性心动过缓和房性早搏时,前一个
QRS 波常为起搏器设置的间期起搏,后一个 QRS 波常为窦性或
房性 P 波的跟踪起搏,故形成起搏的二联律。

36　冠状窦起搏心律与单侧心房心律形成的心房分离

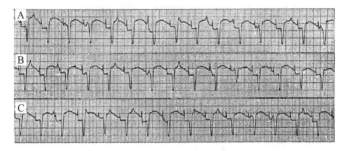

图4-36　冠状窦起搏心律与单侧心房心律形成的心房分离的心电图　A、B、C为连续记录的监护导联心电图。基本节律为冠状窦起搏节律。但是同时还存在另一系列独立的P波（有可能为窦性）节律。因此，该幅图显示心房的一部分（左侧）被起搏器所发出的脉冲控制，同时心房的另一部分被另一起搏点所控制（该起搏点有可能为窦房结）

　　心房分离是指心房的活动由两个相互独立的心房激动点所控制，两者间互不干扰。很明显，在这两个独立的激动点间存在有完全的传入和传出阻滞。

37　心室起搏时的隐匿性室房传导

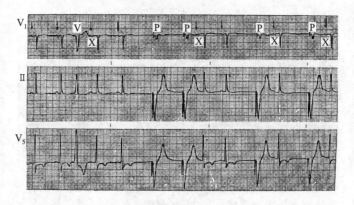

图 4-37　心室起搏时产生的隐匿性室房传导致使窦性心搏时的 PR 间期过长　V_1 导联中箭头所指为窦性 P 波。基本节律为窦性心律伴窦性静止或窦房阻滞，另外亦可见到间歇性心室按需起搏搏动（标记为 P）。注意紧跟心室起搏搏动后的 PR 间期长于预期的正常窦律时的 PR 间期（标记为 X），其原因为起搏搏动存在隐匿性室房传导，从而导致下传窦性搏动的 PR 间期延长

　　隐匿性传导虽然不能产生直接对应的心电图改变，但可使后续激动的传导发生意想不到的变化。例如心室起搏时部分患者可产生明显的室房传导，心电图上可见到逆行 P 波。但另有一些患者这些逆行传导仅逆向侵入到房室交界区，使该区某一部分心肌不应期发生改变。当下一个室上性激动抵达该处心肌时，适逢该处心肌处于上次逆向激动的不应期，使传导时间延长，心电图上即出现 PR 间期较期望的延长。

38　病窦综合征的起搏治疗

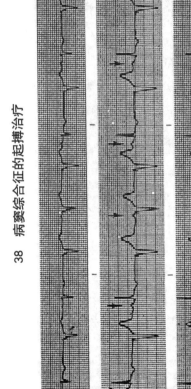

图 4-38　窦性心律伴间歇性心室起搏的心电图　箭头所示为窦性 P 波。基本节律为明显的窦性心动过缓（频率 33～43 次/min）伴间歇性心室起搏心律。可见到心室融合波（标记为 F）

虽然有许多类型的起搏器可供选择，但在病窦综合征患者中最常应用的仍是心房同步心室按需型起搏器。这是因为部分病窦综合征患者尚存在有下传的窦性激动，此时如采用固定频率的心室起搏方式，则极易产生心室竞争而导致心室颤动的发生。因而此时可选用心室按需抑制型起搏器（图 4-38）。

39　病窦综合征的起搏治疗——窦性停搏时

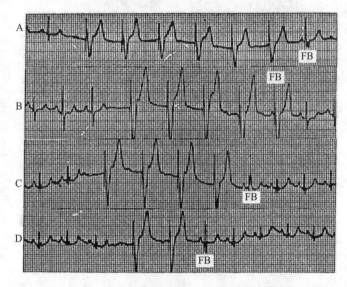

图 4-39　窦性心律伴短阵连续心室起搏的心电图　心电图为
Holter 记录，A 至 D 是不连续记录。心室按需型起搏器被置入以纠
治短阵窦性停搏，可见频繁室性融合波(FB)

　　当病窦综合征表现为窦性停搏时，心室无相关电活动，因而
可导致患者出现相关的供血不足的现象，尤其是当供血不足影响
到脑组织时可致患者出现晕厥、近似晕厥、记忆力下降等相关症
状，此时应选用起搏治疗。可选用的起搏方式亦可有多种，早期
较常见的为心室按需抑制型起搏治疗，晚近多采用 AAI、DDD
等生理性起搏治疗。

40　病窦综合征起搏治疗——窦房传导阻滞时

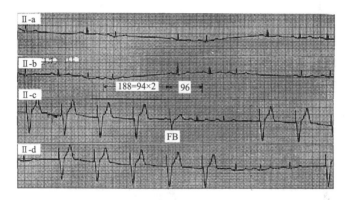

图 4-40　窦房传导阻滞患者起搏前后的心电图表现　Ⅱ导联 a 和 b 为起搏前记录，c 和 d 为起搏后记录。置入心室按需起搏器以纠正莫氏Ⅱ型窦房传导阻滞。可见心室融合波

　　前已述及，Ⅰ度窦房传导阻滞和Ⅲ度窦房阻滞难以从心电图上做出明确诊断。如有莫氏Ⅱ型窦房传导阻滞可从心电图上做出明确诊断。不过如果患者存在基础窦性心律不齐时，则同一患者的Ⅰ、Ⅱ、Ⅲ度窦房传导阻滞难以与窦性停搏相互区分。不过从治疗的角度看来，此几种情况均可选用起搏治疗（图 4-40）。

41 莫氏Ⅰ型Ⅱ度窦房传导阻滞伴完全性房室传导阻滞

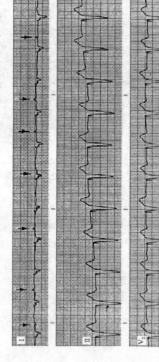

图4-41 莫氏Ⅰ型Ⅱ度窦房传导阻滞伴完全性房室传导阻滞。置入心室抑制型按需型起搏器以纠治莫氏Ⅰ型Ⅱ度窦房传导阻滞完全性房室传导阻滞伴随心电图表现，箭头所指为窦性P波，进行性PP间期缩短直至长间歇发生的起搏心电图表现。图中可见

前已述及，病窦综合征常合并有高度房室传导阻滞或完全性房室传导阻滞。此时，选用心室抑制型按需起搏器不失为一好的选择（图4-41）。在20世纪80年代初期认为心室按需型起搏器能满足临床需要，其主要依据为绝大部分病窦综合征患者为老年人，活动量并不太大，且心房对心室的辅助作用不太大。进入到90年代以来，此观点已完全改变，相对应的起搏器选择更多为AAI和DDD等生理起搏器。

42　病窦综合征的生理性起搏治疗——AAI 起搏

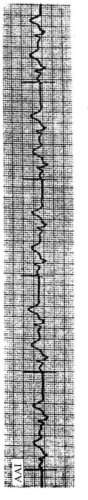

图 4-42　AAI 起搏心电图　起搏脉冲位于心房 P 波之前

绝大多数病窦综合征患者以窦房结功能衰竭为主而没有房室传导功能障碍，对此类病窦综合征患者，AAI 是较为简单易行和经济的生理性起搏方式。目前在欧美等西方国家占整个起搏器构成比的 30% ～ 57% 或以上。其主要优点为保持正常房室和心室激动顺序，不降低心输出量，不引起室房传导，可避免起搏综合征的发生，其心房颤动、心力衰竭和血栓形成的发生率小于 VVI 起搏。

43 病窦综合征的生理性起搏治疗——AAIR 起搏

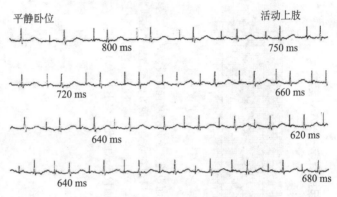

平静卧位   活动上肢

800 ms   750 ms

720 ms   660 ms

640 ms   620 ms

640 ms   680 ms

图 4—43 AAIR 起搏的心电图表现 平静卧位时起搏频率为 75 次/min，周期 800 ms。活动上肢时可见起搏间期逐渐缩短，起搏频率加快达 98 次/min（起搏间期 620 ms），停止活动后起搏频率又逐渐减慢

虽然 AAI 有其优势所在，但单纯 AAI 亦有其缺陷。其主要缺点是不能随患者活动增加而使起搏频率加快，也就是缺少正常人窦房结的变时性功能，这点在需要较大量体力活动的中、青年人较为重要，临床上有相当大一部分病窦综合征患者是中、青年患者。具有频率应答功能的 AAIR(VVIR) 起搏器（图 4-43）可弥补 AAI 起搏器这一缺点。

44 病窦综合征的生理性起搏治疗——DDD 起搏

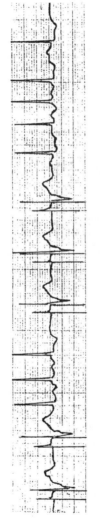

图 4-44 DDD 起搏时的心电图表现 程控下限频率 70 次 /min，AV 间期 150 ms，无自身心律时为房室顺序起搏，起搏功能正常（第 1、2、6 ~ 8 个波形）；出现自主心律时（第 3 ~ 5、9 ~ 13 个波形），心房心室均正常感知，并抑制起搏刺激发放

部分病窦综合征病人同时合并有房室传导功能改变，此时不宜置入心房起搏器，而需置人通过心室电极起搏的 VVI 起搏器，但 VVI 起搏易合并起搏器综合征和降低患者心输出量，因而在 20 世纪 80 年代初，出现了双腔起搏器，并且此种起搏器具有触发和抑制两种双反应模式，因而又被称为全能起搏（DDD，图 4-44）。DDD 起搏器的许多参数是可调制的，如 AV 间期等，因而保证了 DDD 起搏器最大限度符合生理需要。

45 Ⅱ度房室传导阻滞的临时起搏

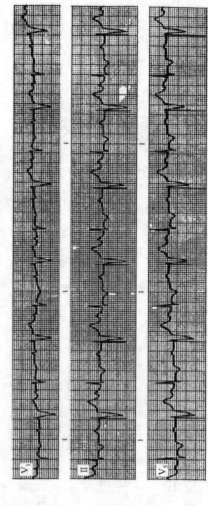

图4—45 Ⅱ度房室传导阻滞起搏的心电图表现 基本节律为窦性心律，合并2：1房室传导阻滞（房率74次/min，室率37次/min），置入临时起搏后可见起搏二联律

一般认为Ⅱ度Ⅰ型房室传导阻滞没有置入临时起搏器的指征，除非患者出现晕厥症状或室率<45次/min，Ⅱ度Ⅱ型房室传导阻滞是否有置入临时起搏的指征依赖于症状的有无和心室率的快慢。当心室频率低于45次/min时，无论阻滞是在结上或结下，均应行临时起搏治疗。

46 腔内电图证实的逆向室房传导

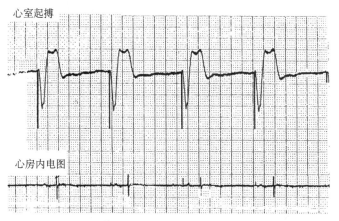

心室起搏

心房内电图

图 4-46　心室起搏时心房内电图的室房逆传现象　心房腔内电图显示室房逆传。上图为心室起搏心电图；下图为心房腔内电图

目前已知导致起搏器综合征的基础电生理改变为心室起搏时的室房传导。但是偶尔有些室房逆传在体表心电图上无相应表现，而可经超声心动图或腔内电图记录查知（图 4-46）。

47　起搏器在心律失常的诊断和处理中的应用

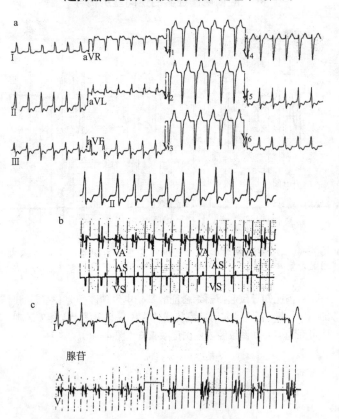

图 4-47　起搏器记录的心腔电图对心律失常的诊断　a 示心动过速发作时 12 导联体表心电图。b 从上到下依次为 II 导联体表 ECG、起搏双极心房电图和起搏事件标记图(VS= 感知的心室事件; AS= 感知的心房事件), 为心动过速时的同步记录。c 示静脉注射腺苷时的 II 导联心电图和起搏腔内心房电图的同步记录。显示折返性心运过速被终止和心房、心室起搏以及双腔起搏

　　起搏器应用于临床，不仅可用来抢救缓慢性心律失常，而且可用来帮助心律失常的诊断和治疗。起搏器可用来贮存一些相关的数据，如心房和／或心室的感知事件或起搏事件、心室异位搏动的频数、一段时间内心房或心室的频率以及房性心律失常的频率和持续时间。所有这些相关的数据或信息可帮助选择最佳的起搏方式和起搏参数。在某些特定情况下，利用起搏遥测腔内电图和起搏事件标记可帮助确定心律失常的发生机制（图4-47）。患者心动过速如果单从体表心电图上难以区分其机制，但从同步记录的腔内电图上的 V ∶ A 1 ∶ 1 传导可排除室性心动过速和起搏器介导的心动过速。VA 仅 80 ms 可确定此患者的机制为房室结内折返性心动过速。

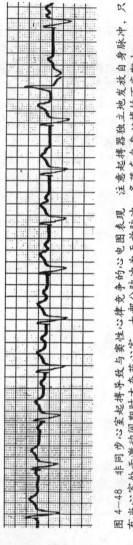

48 非同步心室起搏

图 4—48 非同步心室起搏导致与窦性心律竞争的心电图表现，注意起搏器独立地发放自身脉冲，只有当心室处于激动间期时才夺获心室，大部分脉冲为无效脉冲，多落在自身心搏的不应期上

起搏器以提前预置的频率发放电脉冲。注意图中由于房室传导阻滞所致与起搏 QRS 波分离。同样应注意到在此幅图中的尾部未被感知的室性早搏。

49　非同步心房起搏

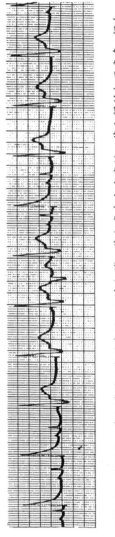

图4—49　非同步心房起搏的心电图表现　心房起搏心律与患者自身窦性心律之间的相互竞争，偶尔，此种竞争心律可导致心房颤动

起搏器发放的电脉冲刺激心房，引起心电图的P波，从而导致心脏收缩。此种技术仅适用于房室传导正常的情况。

50 非同步心房起搏致竞争心律

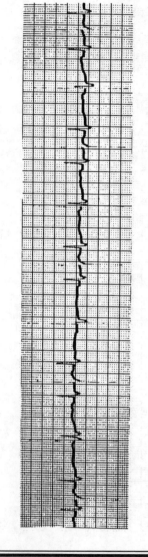

图 4-50 非同步心房起搏时的心电图表现 图中所示为窦性心动过缓并频发房性早搏时非同步心房起搏所致竞争心律

由于起搏器不能感知自身心房电活动，因而在有心房除极时仍按固有频率发放脉冲，但该脉冲刚好落在心房除极的不定期内，因而是一无效刺激。

51　心房颤动时的非同步心房起搏

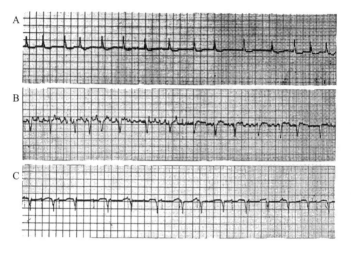

图4-51　心房颤动时的非同步心房起搏的心电图表现　患者出现心房颤动后的无效心房起搏（与前图为同一例患者），起搏脉冲不再有效。A为体表导联心电图。B为经心电图并证实为心房颤动。C为试图心房起搏时的体表Ⅱ导联心电图

　　该图与图4-50为同一例患者。由于持续的非同步起搏心房，致心房节律紊乱导致心房颤动。心房颤动时（经图B证实），心房非同步起搏仍未得到纠正，故在C图上出现的刺激脉冲信号与心房波完全无关。

52　电话遥控显示起搏并多源室性早搏

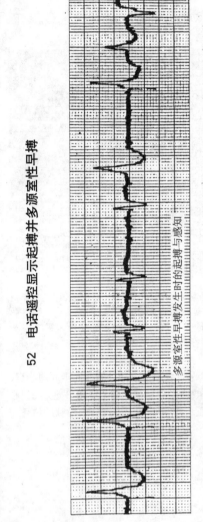

图 4—52　多源室性早搏发生时的起搏心电图表现　多源室性早搏与正常起搏节律并存

经电话遥测，可以发现许多病理情况，这些病理情况包括起搏器的频率改变，感知或起搏失效以及两者都失效。另外较为常见的病理情况为多源室性早搏（图 4—52），室性心动过速、心房颤动以及其他类型的心律失常。

第五章
起搏试验与程控

1 VVI 起搏器心室感知灵敏度程控

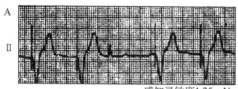

感知灵敏度1.25 mV

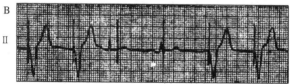

感知灵敏度5.0 mV

图 5-1 心室电极感知灵敏度对感知的影响 A：感知灵敏度调为 1.25 mV，感知功能好；B：感知灵敏度调为 5 mV，不能感知 QRS 波群

感知功能按需起搏器能感知到一定幅度的 R 波（或 P 波）。感知灵敏度是指起搏器能感知到最低 R 波（或 P 波）的幅度（以毫伏计）。因在安放的电极和心内膜交界面之间发生一些组织学上的改变，心内膜电图的电位幅度可以下降 20% ～ 25%，这就要求设置感知灵敏度的数值有一个安全界限。感知安全界限 = 实测 R 波（或 P 波）值 / 起搏器感知灵敏度设置值，实际工作中要求感知安全界限 >2.0。一般 SSI 起搏器的 R 波感知灵敏度为 2.5 mV，可程控范围为 0.4 ～ 5.0 mV。

2　DDD起搏器心房感知灵敏度程控

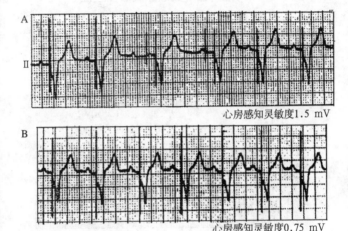

心房感知灵敏度1.5 mV

心房感知灵敏度0.75 mV

图5-2　心房电极感知灵敏度对感知的影响　A：心房感知灵敏度为1.5 mV，第3，4个P波未被感知，起搏器仍然发放脉冲；B：心房感知灵敏度调至0.75 mV时，感知功能良好

　　起搏器的感知灵敏度可根据临床的具体情况加以调节，高感知灵敏度可见于：①安置电极时测得心内R波（或P波）幅度较小，虽然多方寻找但不能发现可获得更大P波（或R波）的适宜位置（图5-2）；②电极发生微脱位时，传输到的R波（或P波）幅度可能降低，影响感知，需调高感知灵敏度；③急性心肌病变如心肌梗死，慢性心肌病变如心肌纤维化等情况，心内电图的幅度可能降低，影响感知，需调高感知灵敏度；④心内激动顺序改变例如室性早搏、室内差异传导等，可能影响感知，需调高感知灵敏度；⑤药物、代谢因素可能对心肌产生不良影响，使心内电图的幅度降低，影响感知，需调高感知灵敏度。需要调低感知灵敏度的情况主要见于：①感知T波；②感知起搏脉冲的后电位；③感知肌电位；④感知心外信号如电磁波等。

3　起搏器不应期的程控

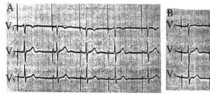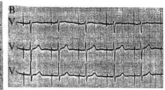

图 5-3　心房电极感知灵敏度过高对感知的影响　患者因病窦综合征而安装了双腔起搏器，房室传导功能是正常的，故程控为 AAI 工作方式。A：起搏器的心房不应期为 225 ms，心房感知灵敏度为 0.5 mV，频率 60 次/min。心电图示起搏器周期有长有短，短周期为 1000 ms，符合规定的频率。长起搏周期则大于 1000 ms。这是由于自身的 QRS 波被心房电极所感知，导致起搏器频率重整。B：把起搏器的心房不应期调整为 350 ms，心房感知灵敏度调整为 1.0 mV，心电图显示起搏周期规整且均为 1000 ms。这是因为调长了心房不应期，使其对 QRS 不感知，从而排除了故障

　　起搏器在一次感知活动或发放一次电脉冲后的一段时间内，不再感知任何信号，也不再发放任何脉冲，这段时间称为起搏器的不应期，起搏器不应期可程控范围一般在 250～450 ms。需要调长不应期的情况见于：①防止心房起搏器感知 QRS 波、T 波、起搏脉冲后电位等（图 5-3）；②防止 VVI 起搏器感知 T 波；③防止 VVI 起搏器感知 T 波而起触发反应，引起室性心动过速；④防止 DDD、VDD 起搏器感知逆传 P 波而诱发起搏器介导的环行运动性心动过速，可调长起搏器的心房不应期。如果 VVI 起搏器不应期较长，可导致配对间期较短的室性早搏处于该长的不应期内而不被感知，而按周期发放的脉冲有可能落在此室性早搏的 T 波上，造成不良后果，此时应该调短起搏器的不应期，使配对间期较短的室性早搏能被起搏器感知。

4　DDD 起搏器心房不应期的程控

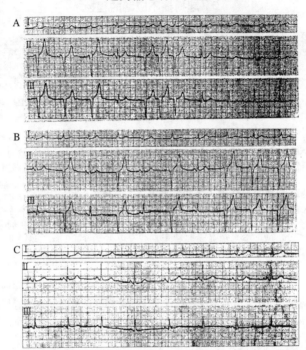

图 5-4　心室起搏后心房不应期对心房电极感知的影响　A、B、C 三帧图示 DDD 起搏器心房不应期程控的应用。A 帧显示为 DDD 工作方式，心房脉冲输出幅度 4.0 V，心房不应期 275 ms。可见有的脉冲不能带动心房，中段 V 波后有逆传的 P′ 波被心房电极感知，触发心室起搏。B 帧图示将心房不应期调为 500 ms，逆传 P′ 波不被感知，不触发心室起搏。C 帧图示心房输出幅度调高至 5.0 V 时，每个 A 脉冲都能带动心房，由于房室传导功能良好，有后继的 QRS 波。

　　DDD 起搏器的总心房不应期包括房室延迟间期和心室后心房不应期。心房不应期越长，最大跟踪频率越低。为防止发生起搏器介导的心动过速，可以调长心室后心房不应期（图 5-4），避免感知到逆传 P 波。

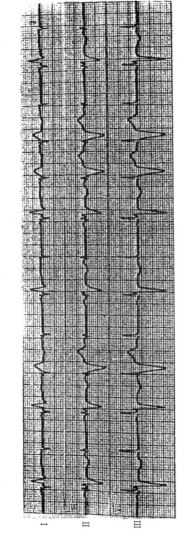

5　磁铁试验

图 5—5　放置磁铁后转为 VOO 起搏的心电图　图中起搏脉冲间距相等，但有的脉冲信号后无 QRS 波

磁铁试验是检测起搏器功能的一种简单而重要的方法。行磁铁试验时不仅可以分析起搏器的起搏功能，还可以使起搏器的工作方式发生改变：即 VVI 变为 VOO（图 5—5），AAI 变为 AOO，DDD 变为 DOO。DDD 起搏引起的心动过速，放置磁铁后由于呈 DOO 工作方式，失去心房感知功能，故可消除起搏器介导的心动过速。由于进行磁铁试验时，起搏器的工作方式发生变化，尤其当 VVI 转为 VOO 时有潜在的危险（可能引起室性心动过速甚或心室颤动），磁铁试验须在严密心电监护下进行。而在急性心肌梗死早期、电解质紊乱、低氧血症的情况下，最好不要行磁铁试验，以免因竞争心律而导致恶性室性心律失常。

6　胸壁刺激试验

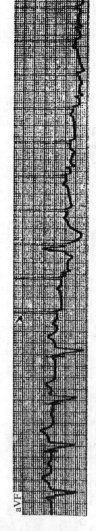

图 5-6　胸壁刺激试验的心电图表现　前 4 个心搏为起搏搏动，频率 70 次 /min，箭头所指处为胸壁刺激试验开始时，刺激频率 100 次 /min，显示非常缓慢的自身心律和非速心律相交替

为了观察起搏器的感知功能和患者对起搏器的依赖程度可采用胸壁刺激试验（图 5-6）。其原理是用高输出电压、快刺激频率的体外起搏器抑制体内起搏器脉冲的发放。其具体方法是让受试者仰卧床上，准备好急救药品和器械，建立起静脉通道，描记 12 导联心电图作为对照，并选出标准 II 导联作为对照。将两个吸附电极中的阴极放在起搏器置入处胸壁处，阳极放在与心内膜相对应的心前胸壁处。将他两电极与体外起搏器相连接。以比体内起搏器频率快 10 ～ 20 次的频率，从而抑制体内起搏器电输出电压发放电脉冲。此脉冲信号可观察患者自身心律恢复情况，用以确定患者是否是"起搏器依赖"状态。每次持续 4 ～ 6 s，这样就可以观察患者自身心律作为内源性 R 波而感知，用以确定对应的随诊处理。

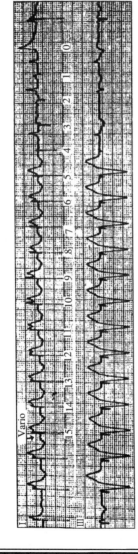

7　体外阈值测试（Vario 试验）

图5-7　体外阈值测试的心电图表现　上、下两帧分别为心房、心室起搏，图中所示为连续起搏，心室起搏后13个起搏搏动，每一搏动输出能量递减0.3 V，直至输出能量为0（如图中前方所指处为试验开始）。心室起搏时，仅有两次电刺激未能夺获心室（在0和0.3 V处），因而心室的阈值为0.3～0.6 V。心房起搏时，后4次电刺激未能夺获心房因而心房阈值为0.9～1.2 V

现代新型起搏器大多具有阈值测试功能。对起搏器进行阈值测试包括两个阶段，即电池试验期和测激阈期测试期两个阶段。①电池试验期：在具有 Vario 功能的起搏器囊袋对应皮肤处放置磁铁即能将起搏器转变为 VOO 工作方式，连续发放16个脉冲（磁铁频率100次/min），此时磁铁试验用来估计起搏器内电池能量。②阈值测试期：电池试验期完毕后，起搏器以120次/min 的频率发出16个起搏脉冲信号（心电图上只可见15个刺激信号），这些脉冲信号的幅度依次递减直至为0，在第16个电脉冲完毕后又转为电池试验期，直至测出准确的起搏阈值，整个过程应连续描记心电图（图5-7）。计算方法举例：如果原来起搏器的输出电压为5 V，如果最后6个脉冲不起搏，则每级为5/15 V，则最后的起搏阈值为5/15 V×6=2 V。

8　不同输出能量的对应心电图改变

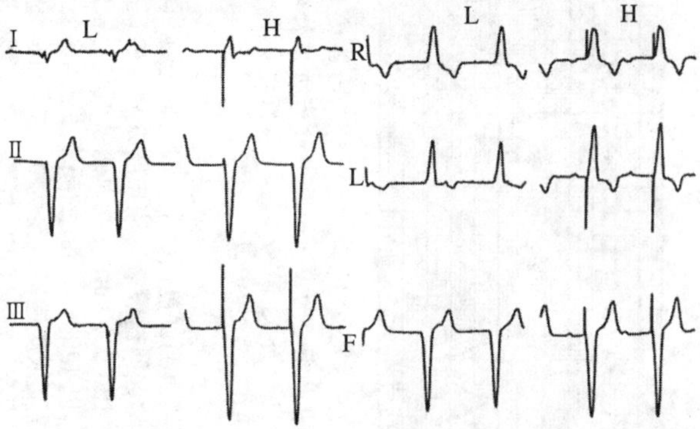

图5-8　起搏器输出能量的体外程控　L为低能量，H为高能量

　　早期人工心脏起搏器的参数都是在制造时按所谓"标准"确定的，并且不能再人为变更，后期出现了参数可调式心脏起搏器。这种参数可调式起搏器能根据患者的病理生理需要，借助于体外程控仪发放的单向信息，由医生在体外改变起搏参数（包括起搏工作方式）的埋藏式起搏器称为可程控起搏器。凡具有可程控3个以上起搏参数的起搏器称为多功能可程控起搏器。程控参数最常见的有能量(图5-8)、频率和感知等。输出能量的程控十分重要，它包括输出电压与脉宽，一般在术后2～3个月程控，降低输出电压和脉宽，以节省能源，延长起搏器寿命。电压输出的安全界限放在阈值的2～3倍。脉宽的测量还可以反映电池消耗情况。脉宽增宽，提示电池耗竭，是更换起搏器的指征之一。提高输出能量可以解决埋置起搏器早期阈值升高问题，随着急性炎症、水肿消散，起搏阈值可随之下降，此时可将起搏阈值程控到原来的水平。降低输出能量，可以免除膈肌刺激和埋置起搏器处的肌肉抽动，避免再次手术。

9　感知功能程控纠正感知不足

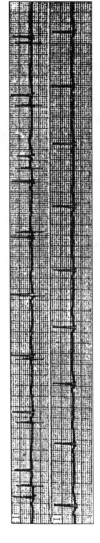

图 5-9　置入 AAI 起搏器后的心电图记录　上帧图示心房感知不足，起搏功能正常。下帧图示程控提高感知灵敏度后显示为窦性心律，感知功能正常

最早的非同步起搏器是不需要有感知功能的，而目前临床广泛应用的 AAI 或 VVI 起搏器需要起搏器有正常的感知功能以避免竞争心律的发生。但在某些患者，置入起搏器的早期会出现感知不足，尤其当应用心房电极感知房波时。目前可通过提高感知灵敏度（图 5-9）的方法来解决该问题，避免再次手术重新调整心房电极的位置。

10　感知功能程控纠正感知过度

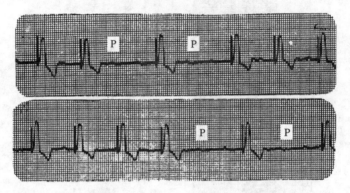

图 5-10　感知过度的心电图表现　起搏器的起搏周长为 860 ms，在每一个心室电脉冲前可见有一个 P 波，其后为 860 ms 的间歇。起搏误将 P 波判为 QRS 波，抑制脉冲的发放

　　与感知不足相对应，置入心脏起搏器有时亦会出现感知过度，误将肌电、自身 T 波、外界交流电感知，从而抑制起搏器发放预期的电脉冲，造成长时间心脏停搏，严重时可引起晕厥，这些情况在使用单极电极的心脏起搏器时更易发生。此时可将感知灵敏度调低，也可将单极程控为双极（前提是起搏器具有单、双极可调），这样就可消除过度感知（图 5-10）。双腔 DDD 起搏器的交叉感知，是因为心室电极误将心房 P 波感知为"心室"波，从而抑制心室电脉冲的发放。此时可程控降低心房输出能量或降低心室电极感知灵敏度。

11　两种胸壁刺激频率致 DDD 起搏器不同反应

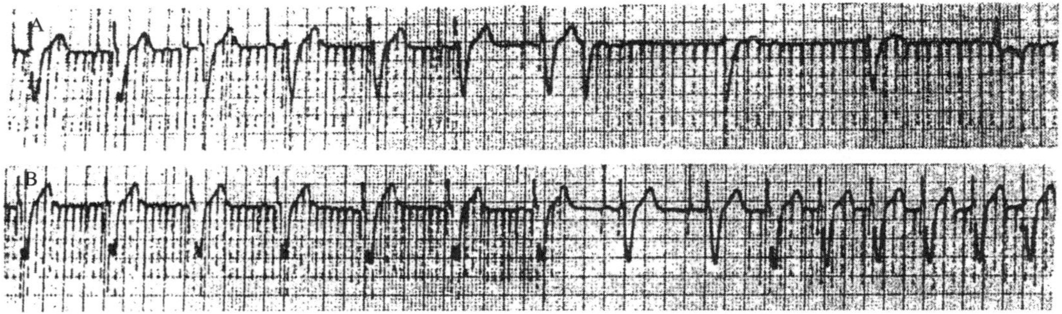

图 5–11　DDD 起搏器对胸壁刺激的反应　A 帧前半段示心室电路感知到胸壁刺激（频率 750 次 /min）转为 DOO 工作方式，心房电路未感知到此刺激。后半段的刺激频率为 600 次 /min（周长约 100 ms）时起搏器被抑制。B 帧前半段示胸壁刺激信号（800 次 /min，周长 75 ms）只被心房电路所感，使起搏器转为 DOO 起搏方式。后半段示胸壁刺激频率 545 次 /min（周长约 110 ms），心房电路感知到该信号并触发心室心搏，起搏频率接近高限 115 次 /min

某些型号的双腔起搏器，不论在心房或心室电路中感知干扰信号，都可转变为 DOO 起搏方式（图 5–11），但其转变过程依赖于一定频率的信号。对于同一感知电路（心房或心室），频率稍慢的信号不能使起搏器转为 DOO 起搏方式，而频率稍快一点的信号却能使之转变起搏方式。这是因为频率稍快的信号能够连续重整噪声取样期，而频率稍慢的信号则不能。

12　程控器干扰信号诱发起搏器介导的环行运动性心动过速

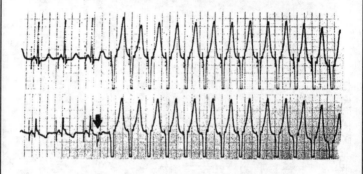

图 5-12　起搏器介导的心动过速表现　患者置入 Medtronic Symbios 7006 DDD 起搏器后行程控操作时，诱发起搏器介导的环行运动性心动过速（图中箭头所示）

　　在使用体外程控器行程控操作时，由于程控器和起搏器的相互作用，可引起一些信号，这些信号如果被起搏器感知也可能产生脉冲抑制、心房电路感知、触发心室起搏、非同步起搏、频率改变等不同现象，至于具体发生何种现象则与起搏器类型、程控器程控头位置有关。大部分情况下，这些现象并无特别重要的临床意义，但有时在"去磁"的功能状态下，心房电路感知这些干扰信号有可能诱发起搏器介导的环行运动性心动过速（图 5-12）。

13　放置磁铁激发的起搏器介导的环行运动性心动过速

放置磁铁

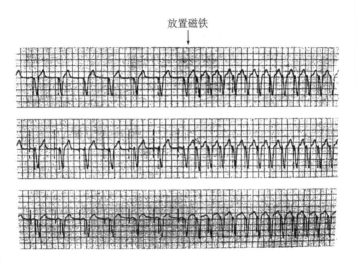

图 5-13　起搏器介导的心动过速的心电图表现

　　为对起搏器进行测试而放置的磁铁可使起搏器被抑制，亦可致起搏器触发反应。在临床测试中，于操作程控器后，常要最后进行一次"询问"记录。而这次询问却无意中使起搏器处于"去磁"的功能状态。在单极的 AFPDDD 起搏器处于"去磁"功能状态时，如果在起搏器所在处移动磁铁或程控头，可产生一个电信号，被心房电路感知，于规定的 AV 延迟间期后触发一个心室起搏活动。放置或移去磁铁，使开关闸活动，在心房电路中产生 0.5 ~ 1.0 V 电压，摆动磁铁可造成接近于频率高限的心室刺激反应。有时移动磁铁引起的心室触发反应，还产生室房逆传，导致起搏器介导的环行运动性过速（图 5-13）。

14 体外程序刺激诱发和终止房室折返性心动过速

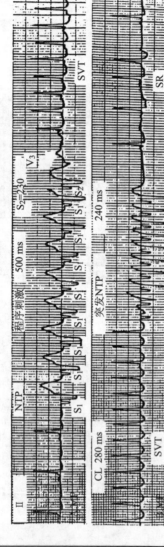
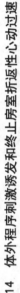

图 5-14 体外程序刺激诱发和终止房室折返性心动过速的心电图表现。上帧图示外体序刺激诱发室上性心动过速。此室上性心动过速的机理为房室折返。体外无创性起搏的基础刺激周长为 500 ms，早搏刺激 S_2 配对间期为 230 ms，V_2 诱发出一折返性 V_3，V_3 诱发房室折返性心动过速。下帧图示体外程序刺激终止室上性心动过速。室上性心动过速的周长为 280 ms，成串刺激的周长为 240 ms，连续发放 10 个非同步成串刺激后终止室上性心动过速。NTP=无创体外起搏，SVT=室上性心动过速，CL=心动周长，SR=窦性心律

由于体外起搏技术的进展，已有部分学者尝试用体外无创起搏器来完成心室程序刺激，以了解心动过速的发生机制和心动过速的诱发窗口和终止窗口（图 5-14）。

15 抗心动过速起搏器术中模拟测试

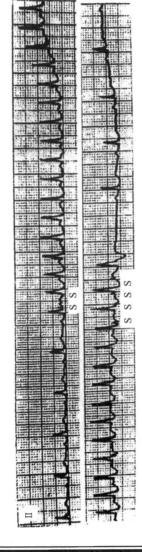

图 5-15 抗心动过速起搏器诱发和终止心动过速测试时的心电图 上帧图示两个心房早搏刺激诱发心动过速；下帧图示模拟器自动释放 4 个短阵刺激脉冲，终止了心动过速

抗心动过速起搏器置入术中必须进行多次心动过速的诱发和终止试验，以确定心动过速的诱发和终止窗口，以选择最有效的抗心动过速起搏方式，此即为术中模拟测试。模拟器感知到诱发的心动过速后立即释放出数个短阵释放心室内，再将此模拟电极与体外模拟器相连接。模拟器感知到诱发的心动过速以终止心动过速。发刺激（图 5-15）或扫描刺激以终止心动过速。

16　起搏器本身模拟的无创程序进行起搏器抗心动过速功能测试

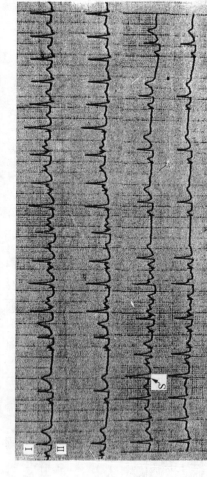

图 5-16　抗心动过速起搏器提供基础起搏和模拟序动进行诱发和终止心动过速的心电图表现　上帧图示患者自身缓慢心律，起搏器即以 60 次／min 行心房支持起搏，后半段可见程控器发放程序刺激诱发室上性心动过速。下帧图示起搏器感知心动过速后发放连续 8 个脉冲刺激终止心动过速。心动过速终止后，仍可见缓慢心率时的支持起搏

某些抗心动过速起搏器具备自身检测的相关功能，可进行无创性程序刺激（图 5-16）以检测抗心动过速速搏功能正常与否。

17　磁铁试验显露经冠状静脉的左室起搏

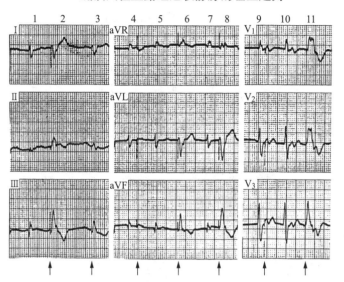

图 5-17　磁铁试验对起搏器功能的判定　　拟将按需起搏器通过静脉置入到右室心尖部。手术完成时，患者自身频率超出了起搏器预置的起搏频率，因而看不到任何起搏脉冲。将磁铁放置在起搏器置入皮肤处，就可将按需起搏器转为固定频率起搏。脉冲信号按 860 ms 的间期规则发放（箭头所示）。心搏1，4，5，7，9和10是患者自身传导的心搏，从这些自身心搏可见下壁心肌梗死的征象、不完全性右束支阻滞及左后分支阻滞图形。第2，3，6，8，11个心搏是起搏夺获心搏。QRS波类同于右束支阻滞和左后分支阻滞图形。这些征象提示起搏器可能起搏左室。X线透视证实了起搏电极不恰当地送入到冠状静脉并到达远端分支，最后造成左室心外膜起搏

　　在某些情况下，当置入起搏器的起搏频率低于患者自身频率时，难以对置入的起搏器功能做出正确的评估，或不能发现其可能存在的问题，此时应该使用磁铁试验，可帮助发现起搏功能异常。

18　起搏器随访中的磁铁试验

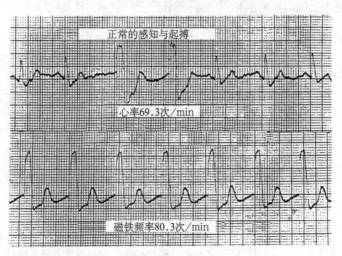

正常的感知与起搏

心率69.3次/min

磁铁频率80.3次/min

图 5-18　正常的起搏频率与磁铁频率　上帧图显示正常起搏频率；下帧图显示磁铁频率

　　磁铁试验是专为抑制型起搏器设计的一种判断起搏器功能的测试方式。在起搏器病人完全处于起搏心律的情况下，磁铁通过磁场作用，使脉冲发生器电路中的弹簧开关吸合，起搏器便由按需型暂时转换为固定频率型。这样，起搏器脉冲就可不受自身心律的影响而按其规定的频率发放，经心电图记录后可供分析（图 5-18）。因为所设计的起搏器固定频率往往比起搏频率快10%～15%，故称此为磁铁频率。

19　胸壁刺激试验鉴别感知不良

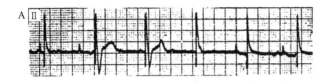

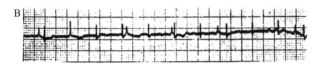

图 5-19　胸壁刺激试验鉴别感知不良　Ⅱ导联记录。A 示 VVI 起搏时感知不良。整幅图中虽然有自身的 QRS 波，但该 QRS 波并没有被感知到。第 1 个脉冲刺激和最后两个脉冲刺激均落在其前 QRS 波的不应期内，因而是无效的。第 2 个 QRS 波后是一次正常起搏，第 3 个和第 4 个 QRS 波是起搏和自身心搏的融合波（自身心搏节律为心房颤动）。可通过第 2 个心搏和最后心搏估计心室的有效不应期在 280 ～ 320 ms 之间。B 示胸壁刺激可抑制起搏器脉冲的发放

　　前已述及起搏器感知不良可能是由于起搏器内部设计问题或是病人腔内心电信号的问题（由于电极位置放置不当所引起），区分这两类原因有重要的临床意义。此时可选用胸壁刺激试验（图 5-19）。如果胸壁刺激能有效抑制起搏器按需功能（使其转变固定频率起搏），说明起搏器感知功能良好，此时需重新调整电极放置位置。

20 程控感知灵敏度可消除T波超感知

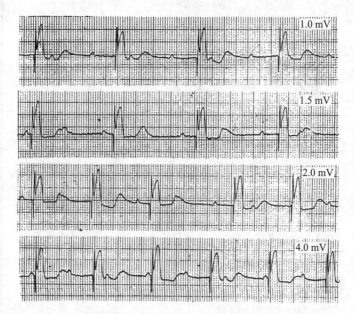

图5-20 感知灵敏度的调控对T波感知的影响 起搏频率程控为60次/min，感知灵敏度调至1.0 mV及1.5 mV时，起搏心律仅42次/min，系对每个T波感知所致。将感知灵敏度程控为2.0 mV时，起搏间期不齐，系对T波间断感知。当感知灵敏度程控为4.0 mV时，起搏频率恢复为60次/min，起搏间期变为匀齐，说明已对T波不感知

对T波的超感知可能导致起搏频率减慢或节律不匀齐，此时调整感知灵敏度可以消除T波超感知（图5-20）。

第六章
肌电抑制与干扰

1 肌电抑制现象

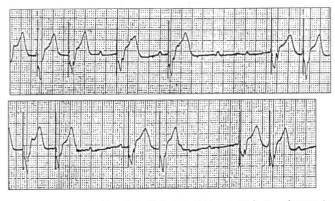

图 6-1 肌电位抑制心室起搏脉冲发放的心电图表现 在 VVIR 起搏时，肌电位抑制心室起搏脉冲的发放，最短的起搏逸搏间期为 560 ms

由于骨骼肌收缩时可伴有轻微的肌电活动，因而可能干扰起搏脉冲发生器的感知功能，单极起搏系统更易受到肌电活动的影响。有作者报道，骨骼肌（胸大肌）等肌电干扰的发生率可以高达 30% ~ 85%，但一般的影响较轻微，出现症状者只占 15% ~ 20%。临床上可通过等张压力试验来验证是否存在骨骼肌肌电抑制。等张压力试验的具体方法如下：在连续心电图监测或记录下，让患者尽可能重压自己的手，可能出现短暂性不发放脉冲的情况，此时患者会出现症状，可将脉冲发生器程控为触发形式，症状即消失。

2 噪声取样期外的刺激抑制起搏器

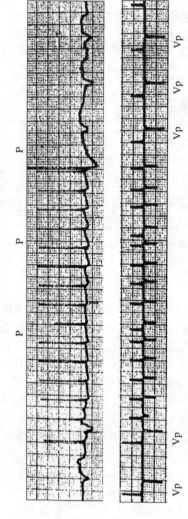

图 6-2　心室起搏脉冲被胸壁刺激信号抑制发放的心电图表现　起搏器低限频率为 70 次 /min，AV 延迟时间 200 ms，上限频率 125 次 /min，心室不应期 155 ms。行 190 次 /min 的胸壁刺激试验时，刺激信号被心室感知，心室感知后心室造成较长时间心室起搏被抑制，因而导致心室停搏。停止胸壁刺激时，心房电路感知 P 波后 200 ms 触发心室起搏

起搏器设置噪声取样期和相应的时间间期重整的目的是使起搏器在噪声取样期中，心室电路的感知活动能诱发另一次完整的心室不应期，此次完整的心室不应期又可诱发下一次完整的心室不应期，如果这一过程连续进行下去，就可使起搏器按低限频率发放刺激，使之呈非固定同步起搏。这一点对起搏器依赖的患者尤为重要。

止起搏器感知到电磁波或肌电活动后，心室刺激脉冲的发放受到抑制（图 6-2），这样设计的目的是防

3 较长噪声取样期形成 DOO 方式起搏

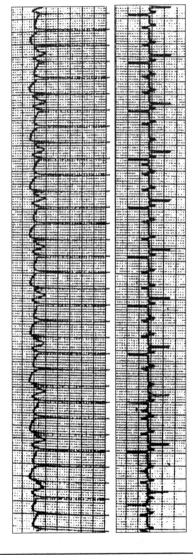

图 6-3 较长噪声取样期形成的 DOO 方式起搏

为防止电磁信号、肌电信号或其他信号对起搏器的抑制，起搏器可通过延长噪声取样期的方式来形成 DOO 工作方式（图 6-3）。在此情况下，延长了的噪声取样期能够允许快速重复的信号不断重整起搏器的心室不应期，与此同时起搏器的低限频率间期并没有被重整，因而也就可免于发生长时间的心脏停搏等严重并发症。

4　心房颤动时 DDD 起搏器的不应期重整

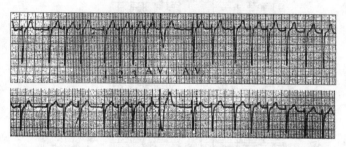

图 6-4　DDD 起搏器在心房颤动时的反应　患者基本心律为心房颤动，R.R 间期极不规整，最长 R.R 间期为 720 ms，最短 R.R 间期为 300 ms。置入 DDD 起搏器（Medtronic Veriatrax 700 型，低限频率 60次 /min，高限频率 125 次 /min，AV 延迟 250 ms）后可见有两组 A、V 脉冲。第 9 个 A 波前有 3 个 QRS 波，标为 1，2，3。第 1 个 A 脉冲为 QRS-1 的反应，从 QRS-1 至 A 脉冲为 750 ms，正好是起搏器的心房逸搏间期。由于心房颤动时的 f 波未能被起搏器感知，因而起搏器感知到的 QRS 波都被解释为"室性早搏"，感知后心室电路的不应期自动延伸为 345 ms。QRS-2 处在 QRS-1 感知后的噪声取样期，重整不应期而不重整低限起搏频率的周长。QRS-3 处在 QRS-2 感知后的噪声取样期，同样重整不应期而不重整低限起搏频率的周长。所以按期出现第 1 个 A 脉冲，A 脉冲后 250 ms 继之以 V脉冲。此 V 脉冲启动起搏器的心房逸搏周期，发生第 2 个 A 脉冲，A 脉冲后紧随发生的 QRS 波被心室电路感知，产生心室安全起搏反应，故第 2 组 AV 间期是 110 ms

　　不应期的重整尤其是噪声取样期延长反应也可发生于心脏自身搏动过快时（图 6-4），其前提条件是心搏周长较短，能在起搏的噪声取样期被起搏器所感知。在心房颤动伴快速心室率时，起搏器呈 DDD 工作方式，可能是间歇性的，决定于 RR 间期的变化与起搏器时间间期之间的关系，此情况有时易与心电信号过低或起搏器故障相混淆，需要仔细加以分析。某些双腔起搏器的心房电路和心室电路都设计有噪声取样期，感知信号后重整心房、心室电路的不应期而不重整其低限频率周长。

5　DDD 起搏器感知信号后后重整噪声取样期

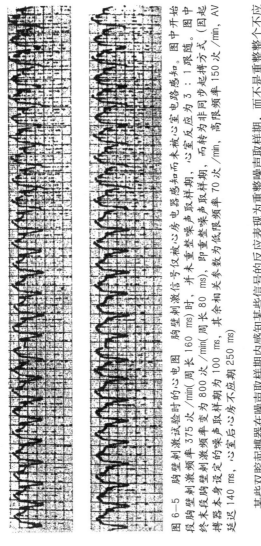

图 6-5　胸壁刺激试验时的心电图　　胸壁刺激信号仅被心室电路感知，并未被心房和心室电路感知。图中开始一段胸壁刺激频率 375 次/min(周长 160 ms)时，并未重整噪声取样期，心室反应为 3:1 跟随。图中终末段胸壁刺激频率变为 800 次/min(周长 80 ms)，即重整噪声取样期，而转为非同步起搏方式(固定起搏器本身设定的噪声取样期为 100 ms，其余整参数为低限频率 70 次/min，高限频率 150 次/min，AV 延迟 140 ms，心室后心房不应期 250 ms)

某些双腔起搏器在噪声取样期内感知到某些信号内的反应表现为重整噪声取样期，而不是重整整个不应期(图6-5)。例如 Pacesetter AFP DDD 起搏器，其心房和心室电路的终末噪声取样期，在心室电路感知中感知了信号，重新开始一个 100 ms 的噪声取样期，在新的噪声取样期终结以后感知到信号，就抑制 V 脉冲的释放，如在噪声取样期中连续感知到信号，噪声取样期就继续延伸，一直到感知到 DOO 方式起搏。如果只在心房电路中不断感知到信号，就会出现高限频率心室限际起搏或出现心房非同步 DVI 起搏。如果心室电路同时感知到干扰信号，起搏器就会转变为 DOO 起搏方式。

6　噪声取样期的感知使不应期延长到一个起搏周期的长度

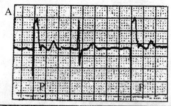

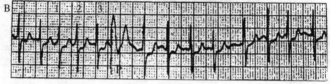

图 6—6　起搏电极感知噪声使随后的起搏心搏的 QRS 波间距延长　A：DDD 起搏器噪声取样期感知使不应期延长到一个起搏周期长度；B：VVI 起搏器噪声取样期感知使不应期延长到一个起搏周期长度

　　某些类型的起搏器在噪声取样期内感知到"干扰信号"后，可使起搏器的不应期延长到一起搏周期的长度（图 6-6A、B）。例如 Cordis DDD 起搏器在心房或心室的噪声取样期中感知了信号（包括 P 波或 QRS 波），整个起搏周期成为不应期只出现一次 DOO 起搏方式（图 6-6A）。Cordis VVI 起搏器在心室不应期的噪声取样期中感知了信号，则不应期被延伸到整个起搏周期的长度，只出现一次 VOO 起搏方式（图 6-6B）。

7　摩擦静电导致起搏器抑制

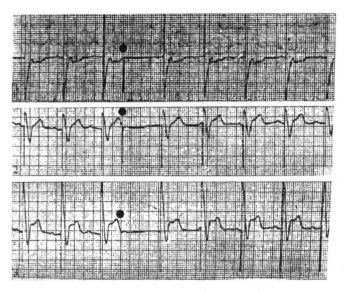

图6-7　静电对起搏功能的影响　置入 VVI 起搏器患者与另一带
静电患者接触而触发心室起搏(圆黑点标记)

　　人的身体可积聚许多静电,尤其在穿着化纤衣物,胶底鞋或
站立、行走于地毯上时。此带静电的人如果与置入起搏器者有皮
肤接触时,所释放的静电可以抑制起搏器的心室电路(图6-7)。
如果患者所置入的为 DDD 起搏器,此静电信号有可能被心房电
路感知而触发心室起搏。

8　腹直肌肌电抑制 VVI 起搏器

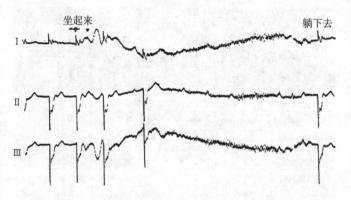

图 6-8　体位改变时肌电位对起搏器功能的影响　从上到下为心电图 Ⅰ、Ⅱ、Ⅲ 同步记录。患者置入单极 VVI 起搏器，记录中的起始为患者卧位心电图。当患者坐起时，来自腹部肌肉紧张的肌电信号抑制起搏器电脉冲发放，引起患者头昏和意识丧失

　　Wirzfeld 等于 1972 年最先描记单极接需起搏器被骨骼肌肌电所抑制的现象，不同的学者报道的发生率极不一致，最高的可达 85%，最低在 12% 左右。引起肌电抑制的肌肉动作包括手臂的推、拉等。但其中仅有 10% 的患者出现临床症状（图 6-8）并需要采取一定的处理措施。

9　肌电干扰引起的 VVI 起搏器的"感知低下"

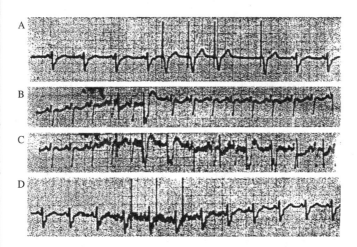

图 6-9　肌电干扰对起搏器功能的影响　　患者因病窦综合征置
入 Intermsdics cyberlitb 单极 VVI 起搏器，发生了对肌电干扰反应。
起搏频率设定为 50 次 /min，心内膜 QRS 波振幅 2 mV，感知灵敏
度 0.8 mV。A 帧前半段为自身心搏，放置磁铁时发生 3 次起搏
心搏，频率 90 次 /min，移动磁铁后出现 1200 ms 的起搏间期。
B 帧和 C 帧为动态心电图记录，可见基线处的肌电干扰，起搏节
律呈"感知功能低下"，脉冲间隔 660 ms（90 次 /min）。这是
由于起搏器过度感知肌电信号，转变为 VOO 起搏方式。D 帧示做
等长运动试验时出现同样表现

　　肌电干扰通常使起搏器出现感知功能障碍，既可以表现为感
知过度，亦可表现为感知不足或是这两者的不同组合；也可以表
现为在一段时间的感知过度所致的长间歇后的感知低下（图6-9），
不过此时感知低下是感知过度的结果，不是由于起搏器功能障碍
或心电信号太低所致，而是由于起搏器感知肌电信号后产生新的
不应期，在此新的不应期中，如出现心电信号，则不能被感知，
因而貌似感知低下。

10　VVIR 起搏对肌电的反应

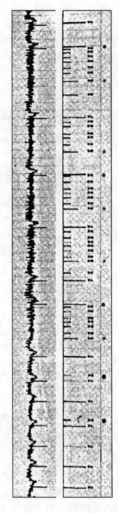

图 6—10　VVIR 起搏器对肌电做出反应的心电图及腔内电图示意

患者置入 Medtronic Activitrax 8403 单极 VVIR 起搏器，低限频率 70 次 /min，高限频率 150 次 /min，心电图与递测标记符号同时被记录下来。由于操作时程控夫压迫起搏器，故由压电晶体控制的起搏频率快于 70 次 /min，使 VS（心室感知）重整起搏间期，而 VR（噪声取样期心室感知）只重整不应期而不重整起搏间期不重整感知不应期也延长。即在噪声取样低限频率更长。干扰信号，转变为非同步工作方式

肌电干扰的发生率在不同的报道中差异甚大，目前认为可能与下述诸多因素有关：①埋置技术；②起搏器的感知灵敏度；③感知电路的特性；④起搏电路的包辨；⑤测定肌电干扰的方法学；⑥起搏器与活动肌肉群间的距离；⑦心脏起搏器的类型。通常双极起搏器很少发生肌电抑制现象，单极起搏器较易发生肌电干扰，而单极频率适应性（VVIR）起搏器对感知肌电的反应则较为复杂。起搏器对感知肌电信号可为间歇性的，感知频度达不到发生转变的限度，这时起如果肌电信号改变很快，则感知此肌电信号为非同步工作方式，而不是转变为非同步工作方式，所以转变限度不总能保证起搏器不连续受抑制。搏器通常是抑制而是。

11　肌电信号使 DDD 起搏器心室起搏频率加速

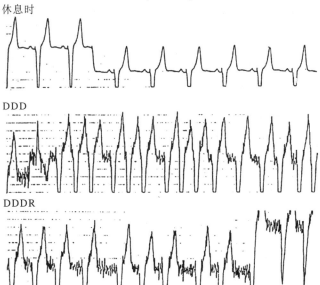

图 6-11　DDD 起搏器对肌电信号的反应　　上帧图示心房感知灵敏度为 0.8 mV 的 DDD 起搏，中帧图示肌电位被跟踪并引起接近 150 次/min 的间歇起搏，下帧图示 85 次/min 的条件心室跟踪起搏

　　由于 DDD 起搏器同时存在有两个心腔的感知功能，如果肌电信号干扰来自同一组肌肉群，则在心房电路和心室电路中所接收到的信号振幅相当。但是由于心房电路和心室电路固有的感知灵敏度高低不同，因而可有多种表现，常见的有心室电路被抑制和心室刺激频率加快等（图 6-11）。心室频率加快是由于心房电路感知肌电信号触发心室电极释放脉冲刺激，使心室频率加速。这种加速频率通常是不规则的，偶尔为规则的。频率最快时可接近起搏器的最大跟踪频率。

12 肌电信号使 DDD 起搏器的心室电路抑制与触发交替

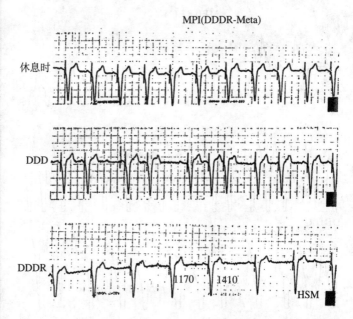

图 6-12 DDDR Meta 起搏器在肌电位干扰时以 DDD 方式和 DDDR 方式起搏 上帧示心房感知灵敏度 0.7 mV 时的正常 DDD 起搏。中帧示肌电位干扰引致的触发与抑制反应使心跳极不规则。下帧示 DDDR 自动转为 VVIR 起搏，使心率相对变慢和相对规则

由于肌电信号可同时被 DDD 起搏器的心房感知电路和心室感知电路所拾取。如果心房感知电路较为灵敏，则起搏器的心房电路首先感知到这些肌电信号，引起起搏器的心动过速。同时此肌电信号偶尔随机地被心室感知电路所感知则可使起搏器受到抑制，因而可表现为抑制和触发交替出现（图 6-12）。为防止此种情况持续发生，需要调高心房感知灵敏度，使其不能感知到异常的肌电信号。

13 肌电信号使 DDD 起搏器间断呈 DOO 方式起搏

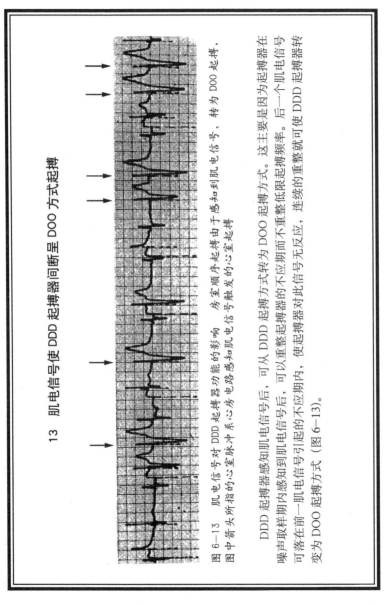

图 6—13 肌电信号对 DDD 起搏器功能的影响 房室顺序起搏由于感知到肌电信号，转为 DOO 起搏，图中箭头所指的心室脉冲系心房电路感知肌电信号和肌电信号触发的心室起搏

DDD 起搏器感知肌电信号后，可从 DDD 起搏方式转为 DOO 起搏方式。这主要是因为起搏器在噪声取样期内感知到肌电信号后，可以重整起搏器的不应期而不重整起搏频率。后一个肌电信号可落在前一肌电信号引起的不应期内，使起搏器对此信号无反应，连续的重整就可使 DDD 起搏器转变为 DOO 起搏方式 (图 6—13)。

14　肌电信号使 DDD 起搏器偶尔转为 DOO 起搏方式

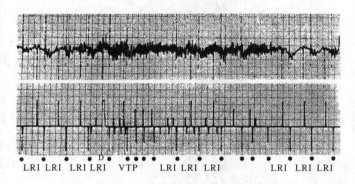

图 6-14　肌电信号对 DDD 起搏器功能的影响　患者置入 Medtronic Symbios 7005 单极 DDD 起搏器，起搏器低限频率 80 次 /min，高限频率 100 次 /min，AV 延迟时间 250 ms，心房逸搏间期 500 ms，心室后心房不应期 225 ms。图中第 10 个黑点与第 12 个黑点之间为心室电路于噪声取样期内感知肌电信号转为 DOO 起搏。第 7，8，9，14，15 个黑点处心室电路感知（非噪声取样期）肌电，使心室起搏受抑制，第 13 个黑点系心房电路感知肌电而触发心室刺激。第 6 个黑点是心室电路感知肌电而产生的心室安全起搏反应，故 AV 间期缩短。图中 LRI ＝低限频率周长，D＝心房刺激标记的人工伪差，VTP＝心室安全起搏反应

　　DDD 起搏器感知肌电信号后，可能仅有 1 个周期表现为非同步起搏，其他周期为同步起搏。这是因为在大部分的周期中，心室电路在不应期外可感知到肌电信号，使心室起搏受抑制。偶尔心室电路于噪声取样期内感知到肌电信号，即可使起搏器由 DDD 起搏方式转为 DOO 起搏方式（图 6-14）。

15 肌电信号使DDD起搏器发生起搏器介导的环行运动性心动过速

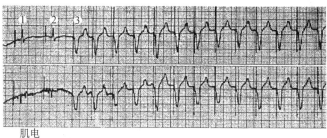

肌电

图6-15 DDD起搏器心房电极感知了肌电信号触发心室起搏引起了起搏介导的心动过速 第1,2个QRS波为心房起搏的下传搏动,第3个QRS波为心房电路感知肌电信号触发刺激心室,它逆传激动心房,诱发了起搏器介导的心动过速

在一定的感知阈内,DDD起搏器的心房感知电路可拾取患者的肌电信号,并将此信号误判为"P波",从而触发心室起搏,引起逆传P波,如果此逆传P波又落在心房感知电路的不应期外,即可诱发起搏器介导的环行运动性心动过速(图6-15)。有时,心室起搏被肌电信号抑制,心室逸搏搏动亦可逆传至心房,同样可诱发起搏器介导的环行运动性心动过速。

16 肌电信号抑制 DDD 起搏器的心室电脉冲

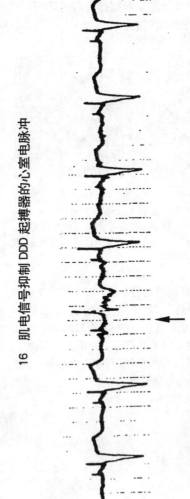

图 6-16　肌电信号对 DDD 起搏器功能的影响　肌电信号抑制 DDD 起搏器的 V 脉冲，图中第 1、2 个 QRS 波为 DDD 起搏器的房室顺序起搏，但第 3 个心房刺激后无心室刺激脉冲 (V)，这主要是由于心室电路感知 肌电信号，抑制了 V 脉冲的释放，心电图表现上酷似上室性交又感知

双腔起搏器患者感知肌电信号后，既可以抑制心房电刺激脉冲的发放，也可以仅抑制心室电刺激脉冲的发放，由于某一腔室刺激脉冲被抑制的同时，另一腔室仍然有刺激电脉冲，因而易使心电图表现上呈另一种现象或感知现象。例如，如果心室刺激被抑制，表面上呈"交叉感知"现象 (图 6-16)；相反，如果心房电刺激脉冲被抑制心电信号后心后无心室刺激脉冲，表面上呈"交叉感知"现象，表现上可酷似 VVI 起搏方式。在这些情况下要仔细区分心电图上有所抑制，心电图上只有心室起搏，表现上可酷似 VVI 起搏方式。在这些情况下要仔细区分心电图上有无肌电信号的存在。

17　肌电信号抑制 VVI 起搏器，诱发室性心动过速

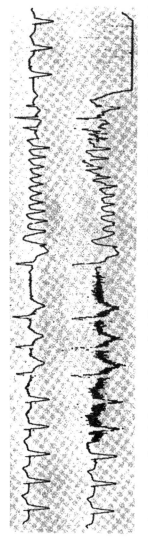

图 6-17　肌电信号对 VVI 起搏器功能的影响　肌电信号抑制 VVI 起搏器，诱发室性心动过速。图中起始段示 VVI 起搏，起搏频率为 70 次/min，后段显示肌电信号抑制脉冲发放，患者出现长间歇，由此长间歇诱发出多形性室性心动过速

肌电信号被起搏器感知后，出现的最危急的情况是诱发快速型室性心律失常。其发生机理在不同患者各不相同，其中之一是因为异常肌电信号抑制心室电路，使一直释放的心室刺激停止，或因心室起搏受抑制后，出现自身的心室逸搏搏动，此种心室逸搏搏动本身可能诱发快速型室性心律失常，或因心室起搏受抑制后，原有的缓慢性心律失常又复出现，可发生心动过速相关的快速型室性心律失常（图 6-17）。此种情况多见于起搏器依赖的患者。

18　肌电信号使 VVI 起搏器诱发室性心动过速

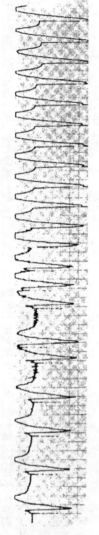

图 6-18　肌电信号对 VVI 起搏器功能的影响　正常情况下为 VVI 起搏，低限频率 70 次 /min，高限频率 160 次 /min，心室感知和肌电信号 2 mV，起搏器感知肌电信号，使起搏器释放脉冲加速，诱发室性心动过速

异常的肌电信号可被 VVI 起搏器或 DDD 起搏器感知，感知后的反应表现为触发反应，使起搏器释放出快速的心室刺激，此可直接产生室性心动过速（图 6-18），感知后的反应也可为抑制，使 VVI 或 DDD 起搏方式变为 VOO 或 DOO 起搏方式。一般情况下，不会产生快速室性心律失常，但在心肌梗死、电解质紊乱、洋地黄中毒等患者中，由于心室颤动阈值下降或心肌兴奋性增高，可导致快速性心律失常甚至心室颤动。

19 横膈肌肌电抑制 DDD 起搏器的心室脉冲

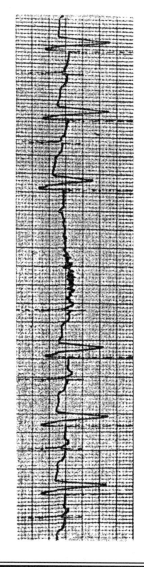

图 6-19 肌电信号对 DDD 起搏器功能的影响　DDD 起搏心电图，低限频率 80 次 /min，AV 延迟时间 240 ms，心室电路感知灵敏度 1 mV，深吸气时心室电路感知膈肌电，抑制了心室脉冲的释放。

通常认为埋置于胸部的起搏器，胸大肌肌电是影响起搏器肌电的主要原因，对应地，埋置于腹部的起搏器，腹直肌肌电是影响起搏器的主要肌电来源。同时也应注意到埋置于腹部的起搏器其肌电干扰有时不来自于胸大肌而来自于腹直肌。另外，腹直肌和胸大肌的肌电可起协同作用，对起搏器产生影响。极个别患者的肌电抑制可能来自于膈肌（图 6-19），虽然这种情况极为罕见。

20　深吸气时膈肌肌电抑制 VVI 起搏器

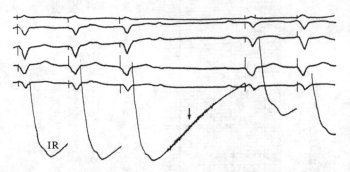

图 6-20　肌电对 VVI 起搏器功能的影响　体表心电图与腔内双极电图的同步描记，前段示 VVI 起搏，中后段示深吸气抑制起搏器频率发放

　　起搏器的膈肌肌电抑制可发生在深呼吸（图6-20）、咳嗽、乏氏动作、打喷嚏或大笑时。不同学者报道的膈肌肌电抑制发生率差别较大，除了与采用单、双极起搏方式有关外，主要与感知灵敏度有关，感知灵敏度越高，越易产生起搏器抑制。膈肌肌电抑制所致的起搏间歇通常是比较短暂的，并不产生严重的临床后果。但其可混淆起搏器的某些特殊现象，所以应该识别它。另外，导线折断或电极包鞘破裂在深呼吸时可更为明显，有时可仅归之于呼吸而未想到电极断裂或包鞘破裂之可能。

21　肋间肌肌电影响 DDD 起搏器

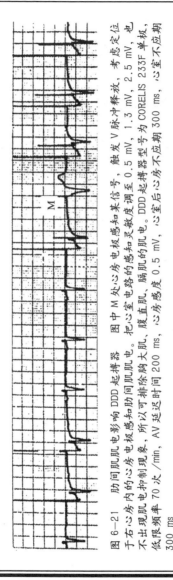

图 6-21　肋间肌肌电影响 DDD 起搏器　图中 M 处心房电极感知来自肋间肌肌电。把心室电路的感知灵敏度调至 0.5 mV，也不出现肌电抑制现象，所以可排除胸大肌、腹直肌、膈肌的肌电。DDD 起搏器型号为 CORELIS 233F 单极，低限频率 70 次/min，AV 延迟时间 200 ms，心房感度 0.5 mV，心室感度 0.5 mV，触发 V 脉冲释放，考感定位于右心房内的心房电极感知肋间肌肌电，考感定位不出现肌电抑制现象，心室后心房不应期 300 ms，心室不应期 300 ms

异常的肌电干扰信号除了来自于胸大肌、腹直肌和膈肌外，还可能来自肋间肌（图 6-21），尤其当 AAI 或 DDD 起搏器的心房电极放置于右心房内，且心房电路的感知灵敏度很高时，但是肋间肌肌电信号很少能影响到 DDD 或 DVI 起搏器的心室电路，即使是用尽可能高的心室感知灵敏度。总的说来，虽然理论上肋间肌肌电信号对起搏器的脉冲可能有影响，但实际报道的病例数极少。

22　VVT 起搏方式避免肌电抑制

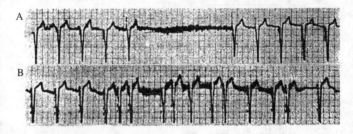

图 6-22　不同的起搏模式对肌电的反应　A 帧：为 VVI 工作方式，低限频率 70 次 /min，心室感知灵敏度 2.0 mV，心室不应期 250 ms。可见做胸大肌等长运动时，肌电干扰使起搏间歇长达 3.9 s。B 帧：把起搏器程控为 VVT 方式，起搏器感知肌电信号后，起搏节律加快。VVT 起搏的上限频率为 160 次 /min（周长为 360 ms)，因而使图中出现 1180 ms 和 1140 ms 的长间歇

　　多程控参数起搏器出现之前，当出现肌电抑制时，通常需更换起搏器，把起搏器改为非同步型或触发型工作方式，或把单极改为双极。目前可直接通过降低感知灵敏度或调为 VVT（图 6-22）的方法避免肌电干扰。VVT 起搏方式可允许适当感知 QRS 波，但有时可能使起搏频率进一步增快。

23　VVI 起搏方式设计的抑制窗口

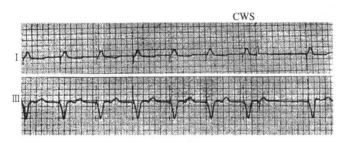

图 6-23　起搏器的参数设置对干扰的反应　Medtronic spectrax 8423 起搏器程控为 VVT 工作方式，低限频率 70 次 /min，不应期 220 ms，高限频率 150 次 /min（周长 400 ms）。由于受高限频率限制，胸壁刺激（CWS）时未触发心室刺激

　　前述的 VVT 起搏方式不能预防所谓的 "R on T"，为避免 "R on T"，某些类型的 VVT 起搏器在不应期以后有一段抑制窗口，在抑制窗口内感知信号（包括肌电信号）起抑制反应而不起触发反应，但其前提条件是高限频率周长比不应期长（图6-23）。这样可使起搏器受高限频率的限制，不引起触发反应。

24　VOOR 起搏用于有心肌电位抑制的患者

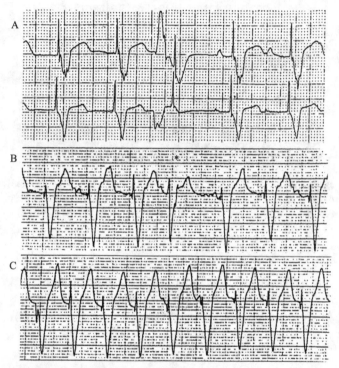

图 6-24　VOOR 起搏模式对肌电的反应　A 示 VOOR 起搏，偶发的室性早搏落在心室起搏的不应期上。B 示运动开始时，心室起搏频率增加伴偶发的脉冲信号，此脉冲信号落在非起搏搏动的不应期上（* 号所示）。C 示最大运动程度时，接近上限频率的完全心室起搏节律

　　VVIR 是一种符合心脏变时性要求的生理性起搏方式，不过当存在有明显的心肌电位感知时，此种起搏器的功能可能完全被抑制掉，此时可换用 VOOR 起搏（图 6-24），但需要非常小心地选用此种起搏方式，图示这种起搏方式有潜在心室竞争的危险。

25　经电话遥测的起搏心电图与肌电干扰

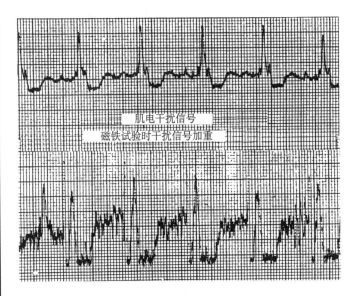

肌电干扰信号

磁铁试验时干扰信号加重

图6-25　肌电对心电图基线的影响　上图示经电话遥测的心电图中存在有肌电干扰，下图示此种干扰在进行磁铁试验时加重、变得更加明显。虽然图像质量很差，但仍能很容易确定起搏频率

经电话遥测以随访起搏器的工作状态有两种方式。一种仅监测起搏心率，另一种不仅可监测心率，还能监测到起搏心电图。与传统心电图一样，通过这两种方式传输信号时，均存在人工伪差的干扰问题，如肌电干扰等，有些干扰在进行磁铁试验时可能更明显（图6-25）。

26 心电图机抗干扰功能对起搏图形的影响

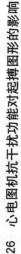
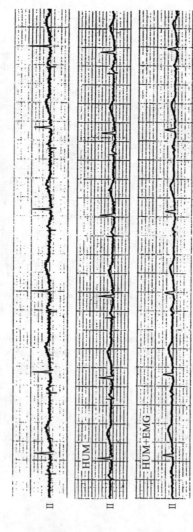

图6-26 抗干扰功能对心电图和起搏脉冲图形的影响 上图示加抗干扰功能时描记的起搏心电图，起搏脉冲很清楚；中图示加抗交流电干扰后描记的起搏心电图，起搏脉冲减少，但仍可辨认；下图示同时使用抗交流电干扰和抗肌电干扰后描记的起搏心电图，起搏脉冲变得十分细小，难以辨认。HUM=抗交流电干扰；EMG=抗肌电干扰

为了记录下良好的心电图图形，普通心电图机均有抗干扰键，描记心电图时采用该功能可有效消除病人的肌电干扰和某些外源性干扰。但某些起搏信号可能亦被消除掉，致起搏脉冲振幅减小，识别困难（图6-26）。

第七章
起搏系统故障和功能异常

1 电池提前耗竭

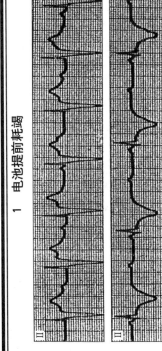

图7-1 起搏器电池耗竭的心电图表现 Ⅲ度房室传导阻滞患者置入DDD起搏器4年后因心率变化（有时慢至40次/min伴胺酮）描记的心电图Ⅱ导联。上帧示VVI工作方式（起搏频率65次/min）。下帧示Ⅲ度房室传导阻滞，无起搏信号。后经电测试证明为电池耗竭

电池提前耗竭主要是因电池的质量问题和电路障碍问题。这种情况在起搏器应用的早期更为明显，随着技术的改进，目前使用的锂碘电池已很少出现电池提前耗竭的情况。

电池提前耗竭前常伴有起搏频率减慢，但极少数情况下亦可伴有频率增加。难以确定时，可参考起搏器制造厂的说明书，根据不同产品的性能来判断。患者每分钟脉率较以前起搏频率减少5次/min或以上时，要考虑到电池量耗竭的问题。所以随访时一定要记录患者心电图并与置入时频率相比较。有的双腔起搏器电池提前耗竭的征象由先前的双腔起搏突然变为VVI起搏（图7-1）。还有的起搏器电池提前耗竭的指标为起搏脉冲宽度和幅度的改变，如果起搏脉冲的宽度较前增加20%以上，亦提示电池即将耗竭，需及时更换电池。

2 VDD 起搏器的起搏器频率奔放

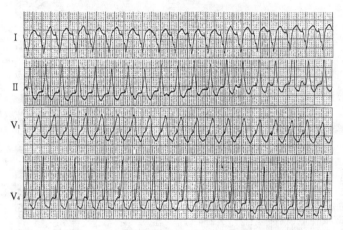

图7-2 起搏器功能异常的心电图表现 由于固定频率心室起搏器功能失常所导致的起搏器频率奔放，该例同时存在右束支阻滞图形提示可能存在有心肌穿孔的可能

假定测定起搏器的装置（起搏器测试仪）是处于正常情况时，即使起搏器的频率仅仅超出预设频率的 1～2 次，也应高度怀疑起搏器的功能失常。人工起搏器频率增快以至于产生室性心动过速时称为起搏器频率奔放。起搏器开始应用于临床的初期，当仅采用固定频率起搏方式时，起搏器频率奔放是较常见的起搏并发症。频率奔放起搏器的起搏频率范围多在 80～160 次/min。幸运的是，近来起搏器频率奔放已很少见到，这主要是因为按需型心脏起搏完全取代了固定频率起搏。

3　极快频率的起搏器频率奔放

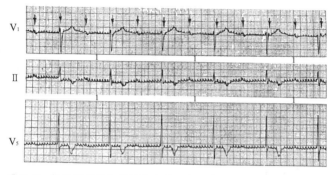

图 7-3　极快频率的起搏频率奔放　为同步记录，细小信号为起搏器脉冲，箭头所指为窦性 P 波，可见心室分离，为完全性房室传导阻滞

起搏频率为 850 次 /min，但无对应的心室夺获。以前存在的完全房室传导阻滞又复出现。起搏器频率奔放可见于任何类型的人工心脏起搏器，包括各起搏器公司生产的老式的和最新式的器型。当频率奔放的起搏器起搏频率极度增快时，以前存在的缓慢性心律失常（通常是高度或完全性房室传导阻滞）又会重新出现，这是因为起搏器的感知和夺获功能也同时失效。

4 极快频率的起搏器频率奔放

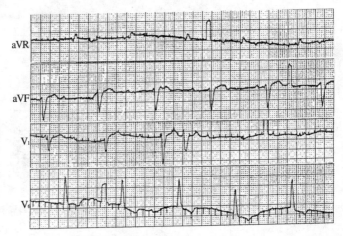

图 7-4 极快频率的起搏器奔放 其频率高达 430 次/min。图示起搏脉冲并没有夺获心室，以前存在的完全性房室传导阻滞重现并伴有室性早搏（V_1 导联上）

现在应用的脉冲发生器，尤其是生理性起搏器，为保证获得最好的效果通常具有上限频率功能，所以起搏器频率奔放很少再见到。太快的起搏频率可带来致命性威胁（图 7-4），应立即终止整个起搏器系统放放电脉冲。通常可采用经皮切断起搏导管、放置磁铁恢复基础频率或采用体外超速刺激抑制等方法终止起搏器的频率奔放。但需要指出的是经皮切断导管只是最后的措施，因为此方法会损毁整个起搏系统，并且需在无菌条件下进行。另外，如果病人基础心律失常为完全性房室传导阻滞，切断起搏电路可导致心脏骤停和死亡，因此在拟行经皮切断导管时应备好体外紧急起搏的装置。

5 起搏器频率奔放间有心室起搏

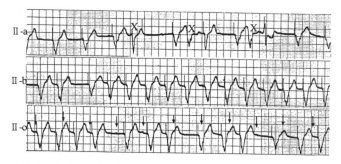

图 7-5 起搏器频率奔放的心电图表现 箭头所示为窦性 P 波，极快频率奔放起搏器显示不规则起搏。注意存在偶尔的室性早搏（图中以 X 标记者）

起搏器出现起搏频率奔放时，心电图可出现多种多样的表现，以心室起搏为例，可表现有：①脉冲频率不十分快时，引起规则的起搏性心动过速；②脉冲频率很快时，引起心室停搏，可导致病人突然死亡；③脉冲频率相当快时产生不同程度的阻滞，呈间歇心室起搏；④脉冲频率极快时心室完全不应激，心脏恢复原有自身主律，偶可出现室性早搏（图 7-5）；⑤脉冲强度较弱，不足以兴奋心肌，心脏维持原有的自身心律。

6　起搏器失灵所致的规则缓慢心律失常

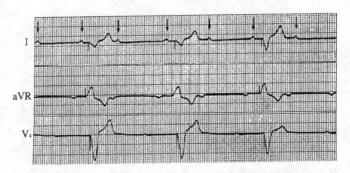

图 7-6　起搏器功能异常的心电图表现　可见功能失常的心室按需起搏器产生一非常缓慢的起搏节律，起搏频率仅 32 次 /min。预设的起搏频率应为 72 次 /min。箭头所示为窦性 P 波

　　起搏器失灵所致起搏频率变慢是指原基础起搏频率应为 72 次 /min，但实际上的起搏频率低于 50 次 /min（图 7-6），或程控起搏器的起搏频率只能程控到 70 次 /min 档。出现起搏频率变慢的可能原因有：①起搏器能源耗竭，并可表现为起搏器的起搏脉冲显著增宽；②连续感知心房波、起搏心搏的 T 波或起搏电脉冲的后电位，导致起搏频率过慢；③脉冲发生器的内部电路或内部的元器件发生故障，可导致起搏频率变慢。此时如果做磁铁试验，则其磁铁频率也随之下降。起搏频率变慢是一常见的起搏功能失常，尤其当使用心室按需起搏时，此时缓慢的起搏节律可以是规则的。

7 起搏器失灵所致的不规则缓慢起搏节律

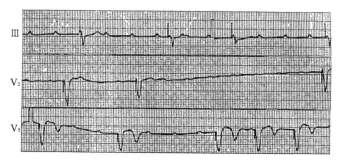

图 7-7 起搏器功能异常的心电图表现 图示起搏器功能失常引起的极为缓慢的起搏节律，严重时出现心室停搏

　　起搏器失灵所致的缓慢性起搏节律原因的不同可表现为规则或不规则的（图7-7）。但不论是规则或是不规则的，均应根据其发生的原因积极处理。如为起搏器能源耗竭，则应及时更换起搏器，如为感知过度所致，则应采用程控器调整相应的参数尤其是感知灵敏度（调低感知灵敏度）或不应期（延长不应期）。此类情况经调整这些参数后，起搏频率可恢复正常；如果是由于电路故障或元器件损伤，亦应及时更换起搏器。

8　起搏器极度功能失常致完全不规则起搏

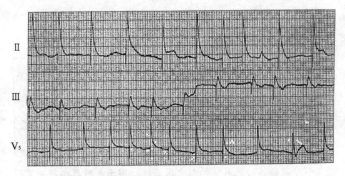

图 7-8　起搏器功能异常的心电图表现　心室按需起搏器极度的
功能失常引起的完全不规则起搏。基本心律为心房颤动

　　不规则的起搏节律可以伴极慢的起搏频率，也可以伴极快的起搏频率。不规则起搏节律伴极慢起搏频率已如前述。不规则的起搏节律伴极快的起搏频率见于：①脉冲发生器电路故障或元器件损伤；②起搏器能源耗竭；③某些类型的起搏器能在强干扰环境中自动变为固定频率式，同时起搏频率可增快到 90～120 次/min。当干扰消失时，起搏频率又可恢复正常。

9　起搏器不感知

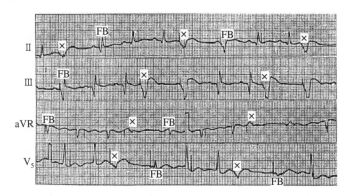

图7-9　起搏器感知异常的心电图表现　基本节律为窦性心律,偶伴有心室起搏夺获(以符号×标记)。还可见到多个心室融合搏动(以FB标记)。在此病例中按需型心室起搏器完全变成了一个固定频率的心室起搏器,其主要原因为感知异常。该病例为近期的膈面心肌梗死患者

　　起搏器感知失常可以孤立地发生,但更多的伴发有起搏失效。可以表现为不感知、欠感知。其可能的原因如下:①起搏器自身感知灵敏度太低。②患者心腔内心电信号幅度太小,不能被感知。③心内膜电极移位。电极移位后感知阻抗可明显增加,使心腔内心电信号大部分落在该阻抗上,使传递到感知放大器上的QRS波低于感知阈值,因而无法感知。这类患者在出现感知失常时常伴有起搏功能失常,但磁铁频率正常,脉宽并不增加。④起搏急性期的心肌电极界面水肿。由于心肌水肿,使界面电容数量减少,感知阻抗显著增加,表现为不感知,同时出现不起搏。⑤在双极起搏时,由于输入端短路,输入阻抗大幅度减小,从而使进入感知放大器的信号幅度下降,并且波形失真,使其偏离感知放大器的通频带,发生感知异常。

10　起搏失灵导致长时间心室停搏伴阿斯综合征

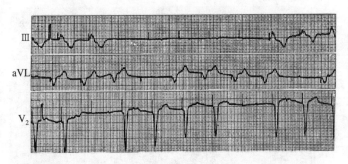

图 7-10　起搏器功能异常的心电图表现　基本节律为窦性心律，频率约 76 次 /min，Ⅲ、aVL 和 V₂ 导联并非同步记录，起搏失灵可以是完全性的，但几乎总是间歇性的。Ⅲ 导联中段可见起搏器失灵所致的长时间心室停搏、aVL 导联和 V₂ 导联中见有间歇的无效电脉冲

　　连续长时间的起搏失灵可致长时间心室停搏，临床上即可表现为近乎晕厥或完全晕厥。如果起搏失灵完全与脉冲起搏器系统本身无关，心电图上可表现为有起搏脉冲信号而无心室夺获，并且起搏脉冲发放的间期规律、脉宽不变，起搏脉冲发放频率与初始值相符。此种心电图表现如果发生在起搏器置入术后 2 个月内，最大的可能为起搏阈值急剧增加；如果发生在术后半年左右，则应首先考虑电极移位，此时需重新放置电极。不过后一种情况现在非常少见。

11 反复多次起搏失灵致多次长时间心室停搏

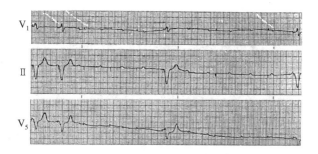

图 7—11 起搏器功能异常的心电图表现 功能失常的起搏器表现为频发起搏失效，引起长时间的心室静止。心房的节律为窦性，频率为 90 次/min

起搏失灵的另一原因来自起搏器系统。由于起搏器系统由脉冲发生器和起搏电极组成。因而无论是脉冲发生器，还是起搏电极的故障均可引起起搏失灵。脉冲发生器可由内部电路问题或元器件问题不能发放脉冲或间歇发放脉冲，也可由于外界的连续肌电干扰或电磁干扰而不发放脉冲，但此时脉冲发生器本身功能完好，可经磁铁试验加以证实。如磁铁频率正常，脉宽未变，则起搏脉冲不发放可能是由于外界干扰所致或由于电极导线的原因所致。电极导线的折断或包鞘破裂均可引起起搏失灵。电极导线与脉冲发生器两者间的接合不良亦可引起起搏失灵。起搏失灵引起的长时间心室停搏（图 7—11）可引起患者发生阿斯综合征，须积极加以处理。

12　复杂型起搏功能失效

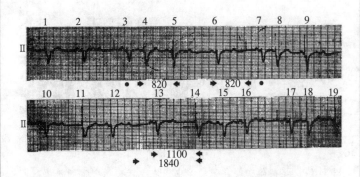

图7-12　起搏器功能异常的心电图表现　心电图显示起搏周期为820 ms的起搏器功能失常。第1，4，8，11，14，18个心搏为起搏搏动，第5，9和19个心搏为融合波或假性融合波。在第2、第6和第14个心搏前，起搏脉冲振幅有衰减。第3，7，13，17个心搏前可见阈下脉冲刺激。同时可见有间歇性的感知功能失常，其中一些未被感知到的窦性QRS波可能刚好落在感知不应期内。所有这些感知和起搏异常是由于起搏电极断裂所致。箭头之间的数字表示两个箭头之间的距离对应的心电图部位。820 ms示起搏周期，1100 ms示逸搏间期；1840 ms示两个起搏脉冲距离

　　上述的各种起搏功能失常可以任意合并存在，尤其在高度失常的起搏器中。就像前面提到的，带有极快起搏频率的功能失常起搏器几乎总是伴有感知异常和起搏失效。此种情况常见于电极断裂。另一个例子是不规则起搏伴有起搏频率的加速或减慢。

13　起搏电极间歇断裂

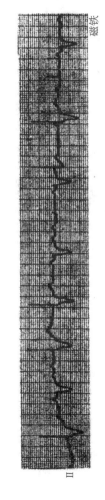

图 7-13　起搏器功能障碍的心电图表现　Ⅱ导联心电图记录，显示起搏电极的不全断裂致起搏脉冲间的间歇呈倍数关系

由于起搏电极折断而导致的起搏功能失常可有多种心电图表现。而且完全断裂与不全断裂的表现亦各不相同，如为固定频率起搏器电极的不全断裂，其起搏脉冲间的间歇常呈倍数关系（图 7-13）。

14　特殊手法显示起搏电极断裂

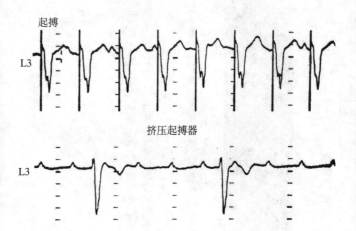

图 7-14　起搏电极断裂的心电图表现　上帧心电图显示为正常起搏心电图。下帧图示推挤起搏器时使起搏电极断裂显现，图中完全未见起搏脉冲

　　有时候起搏电极断裂引起的间歇性起搏失效通过一般检查难以发现，这时需要一些特殊检查手段和一些手法。如怀疑某一段电极断裂，可在此断裂电极两端加压使断裂处分开，可使断裂显现。不过应用此手法应在有抢救条件的实验室中进行。

15　起搏致心脏穿孔（右束支阻滞图形）

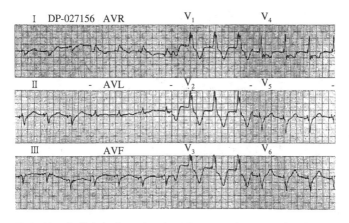

图 7-15　起搏电极穿孔的心电图表现　右室置入起搏电极后的体表心电图显示右束支阻滞图形

当出现下列情况之一时，要怀疑有心脏穿孔可能：①心室电极放置于右心室，起搏心电图呈右束支阻。虽然起搏搏动的右束支阻滞图形提示心室穿孔，尤其是室间隔穿孔，但它也可出现于冠状窦起搏，甚至右室起搏时偶尔也可能出现；②肋间肌和横膈抽动；③心包炎、心包渗出和心包压塞；④ X 线检查特征性改变。心电图上还可表现为同一导联上的脉冲振幅不稳定（需除外呼吸或仪器所引起的伪差）。

16 巨大 T 波致起搏二联律

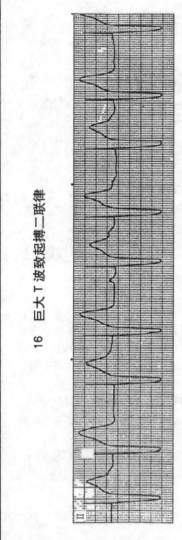

图 7-16　起搏器感知灵敏度过高的心电图表现　按需型心室起搏器感知到前一个心搏的 T 波，触发心室起搏，形成二联律

　　T 波过感知往往是心房电极感知电压设置过低，即较低电压振幅就能敏感知到，感知到 T 波后，起搏器则以 VAT 方式工作，出现起搏心搏过快的心电图表现，可通过调高感知电压幅度，或者通过程控延长心室后心房不应期解决这一问题。

17　抗心动过速起搏器感知不良

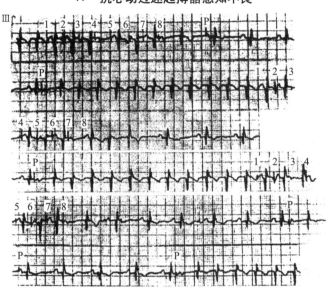

图7-17　起搏器感知不良的心电图表现　图中第1行前段为心动过速，被起搏器释出的8个连续脉冲刺激（1～8标记所示）所终止，终止后的第1个P波未被感知到，致起搏器释放1次刺激。第2行中第1个P波未被感知到，起搏器释放1个脉冲，该脉冲落在心动过速的诱发窗口内诱发另一阵室上性心动过速。后面第4、6条心电图有相同的表现。P为起搏脉冲

　　以心房电极作为感知电极感知心脏电活动时极易出现感知不良的现象，如果患者发生了心动过速，起搏器就不能感知和检测出此种心动过速，如果患者是处于正常窦性心律时，起搏器感知不良可能导致心动过缓和心脏停搏的误判（图7-17），而导致"双重按需"起搏器释放起搏脉冲，此时这些脉冲对心脏而言可能是一种非同步刺激，可导致心动过速。这样置入的抗心动过速起搏器反而可诱发出心动过速。

18 抗心动过速起搏器过度感知

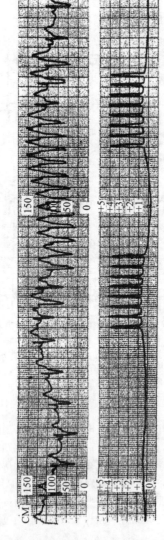

图 7-18 起搏器过度感知的心电图表现 CM 为胸模似导联，起搏器感知 T 波和 P 波，误释放抗心动过速短阵刺激，反而诱发心动过速，但该心动过速最终仍被终止。上图为心电图，下图为起搏脉冲标示图；图中数字表振幅高度

抗心动过速起搏器可能由于各种原因处于过度感知而将正常的窦性心律误判为心动过速而触发发放电。这些原因包括心外的电信号（如肌电位）、电极绝缘层破裂、导线折断。对 T 波的过度刺激则激调整起搏器的感知灵敏度。此时要根据具体情况排除这些相关原因，另一方面要通过程控调整起搏器的感知灵敏度。

19　DDD起搏器在I度房室传导阻滞时发生的P波低感知

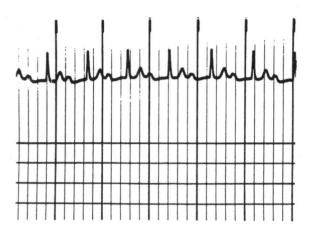

图7-19　起搏器感知异常的心电图表现　重复的心室后心房不应期的自动伸展使P波跟踪不良。脉冲发生器程控DDD起搏方式，最小起搏频率60次/min，房室延迟时间150 ms。纸速25 mm/s，黑色垂直线间的距离为2000 ms

　　在存在有很好的P波情况下的P波低感知可见于下述几种情况：①起搏频率慢于患者本身的固有心率；②心室后心房不应期的自动延长；③心室后心房不应期和心室后心房不应期延长之和大于QRS波到P波之后的时限；④虽有房室传导存在，但其传导时间延长（图7-19）。

20 缝合起搏器囊袋时引起 P 波跟踪停止

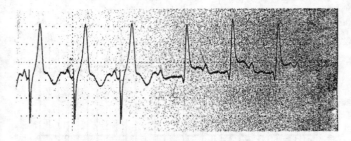

图 7-20 起搏器感知异常的心电图表现 PP 间期恒定时, 发生 P 波跟踪突然停止。此时术者正在缝合起搏器囊袋, 起搏器可能误认为发生了一次室性早搏, 从而引发一连串的心室后心房不应期延长, 使每一个 P 波刚好落在心房感知不应期内, 使 P 波未被起搏器感知到, 因而继此之后的 QRS 波又被判断为室性早搏, 引起又一次的心室后心房不应期延长, 如此反复下去。就出现一连串的心房不感知

除了在上一图例中提到的导致 P 波低感知的情况外, 还有一些非常少见而奇特的情况而引起 P 波低感知, 如在起搏器置入处皮肤处移动磁铁、缝合起搏器囊袋时 (图 7-20)。现在多认为这是由于突然的"变化"被起搏器误认为室性早搏, 引发一连串的心室后心房不应期延长所致。

21　起搏电极穿孔致部分导联或广泛导联 ST 段抬高

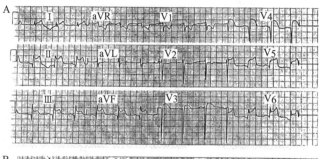

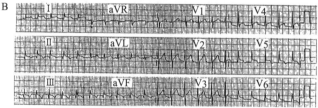

图 7-21　起搏电极穿孔的心电图表现　A 帧图示 Ⅱ、Ⅲ、aVF、
V₃~₆ST 段抬高（同时有低血压改变）；B 帧图示广泛导联 ST 改变
（同时有急性心包压塞和胸痛）

　　无论是经静脉的临时起搏或永久起搏，都有发生心脏穿孔的
可能性，文献报道其发生率在 2%～20%。部分心脏穿孔可能为
隐匿性、无症状，但绝大多数患者都有心前区疼痛，同时伴有起
搏失常，并出现术前固有的心律失常。由于起搏电极移行刺激膈
神经、肋间肌、腹部肌肉可使患者出现呃逆、肌肉抽搐等。体检
可扪及心包摩擦者。X 线检查示心外膜脂肪垫征。体表心电图表
现为无起搏的 QRS 波或呈间歇性起搏，起搏图形从原来的左束
支阻滞图形变为右束支阻滞图形（起搏电极从右室穿入左室），
电轴由左偏转为右偏。但是在此之前还可见到 ST 段的改变，或
呈局限性或弥漫性 ST 段抬高（图 7-21）。

22　起搏器密封不严所致的无输出和频率奔放

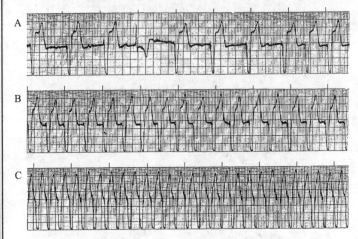

图 7-22　起搏器功能异常的心电图表现　图中 A、B、C 之帧图示起搏器频率由慢逐渐增快的起搏，以致最后的频率奔放

　　起搏器功能异常可由多种原因引起，当起搏器密封不严时，血液或体液会渗透入起搏器内，会引起电路短路或电路异常，造成起搏器感知和起搏异常，出现相应异常心电图表现。

23　起搏电极断裂致起搏失常

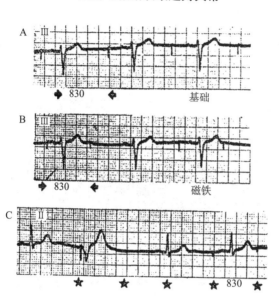

图 7-23　起搏电极断裂的心电图表现　A 可见起搏脉冲，但能量明显衰减，不能带起心房、感知正常；B 磁铁试验时的心电图；C 起搏后突然停止起搏所致长间歇，继之又跟随有两个阈下刺激脉冲。星号示出现起搏脉冲的位置，830 为起搏间期，单位为 ms

　　起搏电极断裂是较为常见的起搏故障，导致断裂的原因常见的为电极本身的质量差、老化或因术者术中操作不当、损伤所致。一般可根据 X 线胸片多角度投照来发现断裂，但绝大多数情况下可根据起搏心电图做出判断。由于电极导线折断可时断时续，因而其导致的心电图可有多种多样表现（图 7-23）。

24　起搏器电容器漏电所致宽大、畸形的电脉冲

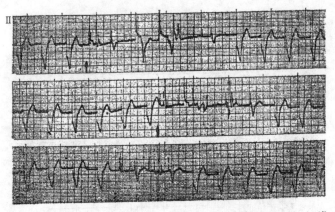

图 7-24　起搏器本身问题引起的心电图上电脉冲的变化　起搏器与电极连接处的电-化学反应所致宽大畸形的电脉冲。箭头所指处为起搏器轻度受压后的怪异电脉冲，其余处的起搏脉冲均正常

　　起搏电脉冲除了振幅上的改变外，有时还会呈形态上的改变，如脉冲宽大畸形，呈十分怪异的形状。其主要原因为输出电容短路和电-化学反应。输出电容器短路常可导致心肌灼伤。电-化学反应常是由于起搏器的金属部分发生腐蚀所致，如果在起搏器上面加压，即可从心电图上记录到宽大、怪异的脉冲（图 7-24）。

25　起搏器电池耗竭

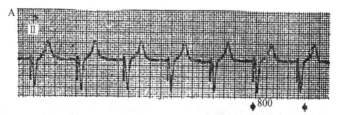

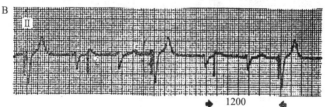

图 7-25　起搏器电池耗竭的心电图表现　A 置入 VVI 起搏器时的心电图 II 导联记录，起搏频率 75 次 /min；B 置入起搏器后 76 个月时的 II 导联记录，起搏频率下降到 50 次 /min，并伴有感知异常，图中 800、1200 为两个箭头之间的距离，单位为 ms

作为一个普遍规则，所有起搏器的电能终究要耗竭掉，问题是医生必须早期发现，以便提早更换。早期起搏器是用锌汞电池作能源，能源的耗竭常是突然发生的；现代起搏器是锂碘电池，能量的耗竭通常是逐渐而缓慢的，其中一个最重要的改变就是起搏频率的改变（图 7-25）。

26　起搏器感知不良

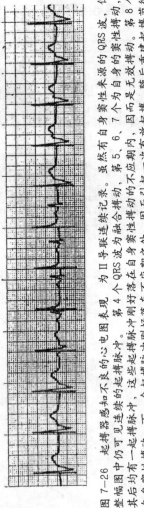

图7-26　起搏器感知不良的心电图表现　为Ⅱ导联连续记录。虽然有自身窦性来源的QRS波，但在整幅图中仍可见连续的起搏脉冲。第4个QRS波为融合搏动。第5、6、7个为自身的窦性搏动，但其后有一起搏脉冲，这些起搏脉冲刚好落在自身窦性搏动的不应期内，因而无效起搏。第8个为自身窦性搏动，下一个起搏脉冲刚好落在不应期之外，因而引起一次有效起搏，随后重建起搏节律。

起搏器感知不良是指对心腔内的心房波或心室波不能完全感知，可导致起搏器抑制功能失常，也就是生心律竞争（图7-26），其原因可能是来自干扰冲发生器，也可能是来自电极系统或者心肌。发说有许多因素可影响到起搏器的感知功能，如起搏器感知电路的设计、心腔内电位的大小和形状等。

27　P 波感知不良的 VDD 起搏

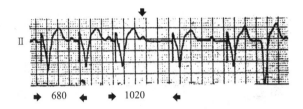

图 7-27　起搏电极感知不良的心电图表现　Ⅱ导联记录显示 VDD 起搏时的心房感知不良。前 3 个 QRS 波示正常心房感知和心室起搏。第 4 个 P 波（箭头所指处）没有被感知。下一个心室起搏的逸搏间期为 1020 ms。在此之后的又一个 P 波亦未被感知。在预设的延迟后又发生一次心室起搏。来自心室的早搏搏动（最后一个 QRS 波）被正常感知。图中 680 和 1020 表示两个箭头之间距离，即两个起搏脉冲间期，单位为 ms，竖箭头指 P 波出现的位置

　　P 波感知不良在不同的起搏方式时可产生不同的后果，当然还与起搏器预置的一些参数有关。在 VDD 起搏时，如果有 P 波感知不良存在。具有半生理起搏功能的 VDD 起搏就会转为 VVI 起搏（图 7-27）。这种情况多是由于右心房心耳处电极位置不恰当所致。

28　P 波感知不良的 DDD 起搏

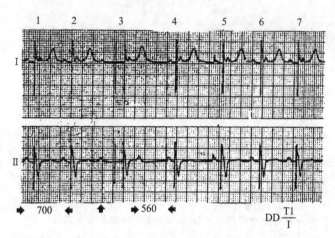

图 7-28　P 波感知不良的心电图表现　Ⅰ、Ⅱ导联为同步记录。可见到偶发的心房感知不良。第 1、2、5、6、7 个心搏为正常的心房感知和心室同步起搏。第 2 个 QRS 波后的 P 波未被感知到并跟随有一个心房脉冲，但是由于此脉冲刚好落在 P 波的有效不应期内，因而不产生心房除极。但其后继有有效的心室起搏，下一个 P 波同样未被感知到（仅在Ⅱ导联清晰可见）。在此未感知到的 P 波后 560 ms 是有效的心房和心室起搏。图中 700 和 560 表示两个箭头之间的距离（两 P 波间期），单位为 ms，竖箭头指向特定的未感知的 P 波

　　P 波感知不良如发生在 DDD 起搏时，可产生较为复杂的心电图表现，尤其是当此感知不良为间歇发生时（图 7-28）。此时应仔细地逐一分析其心电图改变，找出其内在的联系，并推测其可能的原因。第 3 个 QRS 波之后的 P 波落入心室后心房不应期内，故没做反应。

29 由于心脏原因所致的感知不良

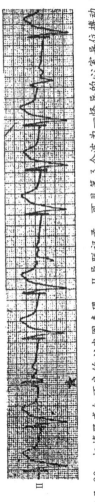

图7-29 起搏器感知不良的心电图表现 II导联记录，可见第3个波为一怪异位的心室异位搏动（呈号处），该怪异的异位心室异位搏动未被起搏器感知。在此之后的另两个心室异位搏动却能被感知到（可能是未被感知到异位室性搏动振幅太低）。

现代的起搏电极感知电路的设计已有很大改进，很少不能正确识别QRS波。但在一些少见的情况下，如果心腔内的心电信号振幅太小或形状异常，可能导致感知不良（图7-29）。另外产生感知不良的心肌方面的原因还有心肌纤维化或置入电极后电极周围心肌纤维化。

30　临床起搏时由于感知不良所致心室颤动

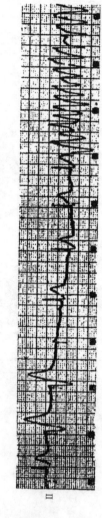

图 7-30　起搏器感知不良致心室颤动的心电图表现　急性下壁心肌梗死高度房室传导阻滞时的临时心室起搏。在后半部分，T波下降支上的心室刺激脉冲导致感知不良所致的非同步心室起搏，心室刺激脉冲导致心室颤动。图中实心方块示感知不良所致心室起搏。

绝大部分情况下，由于感知不良所导致的心室竞争起搏并不会产生严重后果，但是如果此时是在临时起搏时，尤其当急性心肌梗死时，竞争起搏可产生心室颤动（图 7-30），这主要是因为此时心室的室颤阈值降低所致。

31　T 波感知过度

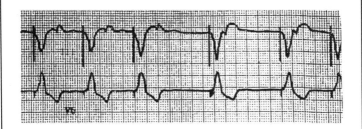

图 7-31　T 波感知过度的心电图表现　起搏器频率 70 次 /min（857 ms），感知灵敏度 2.5 mV，因起搏器误感知 T 波而重建起搏周期（第 3，4 间期）

导致起搏器出现感知过度或超感知有四个主要来源：心脏、起搏器、骨骼肌和外源性。由于心脏的原因所致者常为 T 波超感知（图 7-31）或 P 波超感知。不恰当的 T 波感知或超感知是起搏治疗中少见的并发症。在文献记录中，T 波超感知通常是跟随起搏心律发生，而很少在自身心律后发生。主要是因为被感知电路感知到的腔内 T 波电压被人工刺激的后电位所加强。事实上部分学者认为后电位的超感知可能起着更重要的作用。

32　P 波超感知

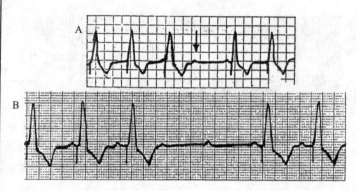

图 7-32　P 波超感知的心电图表现　A 示误感知 P 波，使起搏周
期重建；B 示误感知 P 波，使起搏器抑制导致心室停搏

　　起搏器的感知电路亦有可能将 P 波误判为 QRS 波，导致起
搏周期重建(图 7-32A)，严重时起搏器抑制导致病人出现晕厥(图
7-32B)。

33 电极导管移位

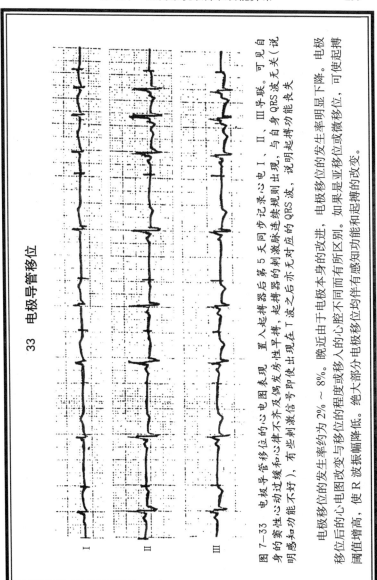

图7-33 电极导管移位的心电图表现 置入起搏器后第5天同步记录心电 I、II、III导联。可见自身的窦性心动过缓和心律不齐及偶发房性早搏，起搏器的刺激脉冲连续规则出现，说明起搏功能良好，有些刺激信号即使 T 波之后亦无对应的 QRS 波，且自身 QRS 波与刺激脉冲无关（说明感知功能不好）。

电极移位的发生率约为 2‰ ～ 8‰。晚近由于电极本身的改进，电极移位的发生率明显下降。电极移位后的心电图改变与移位的程度或微移入的心腔不同而有所区别。如果是亚移位或微移位，可使起搏阈值增高，使 R 波振幅降低。绝大部分电极移位均伴有感知功能和起搏功能的改变。

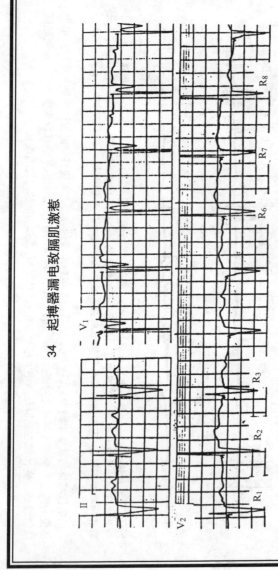

34 起搏器漏电致膈肌激惹

图 7-34 起搏器漏电致膈肌激惹的心电图表现 起搏脉冲规律出现，QRS 波电轴无改变，但脉冲幅度时大时小。$R_1 \sim R_3$ 振幅变化较大，而 $R_6 \sim R_8$ 振幅变化不大所致。同时可观察到患者膈肌激惹与脉搏频率一致。后经手术证实为电极绝缘稍内渗血，漏电所致。

个别患者置入起搏器后可出现持续呃逆，一部分原因为与膈神经邻近右心房或右心室，受电极的影响所致，另外一部分原因可能是由于起搏系统漏电直接刺激漏膈肌所致（图 7-34）。

第八章
心肌梗死与起搏

1　膈面心肌梗死时心室起搏合并连续的心房夺获搏动

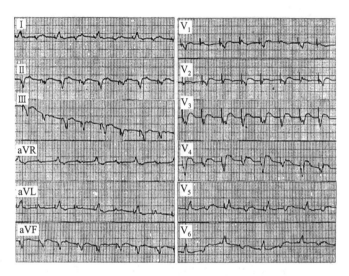

图 8-1　心室起搏心律合并连续的心房夺获搏动　注意Ⅱ、V_5 导联 ST 段上抬、T 波直立。心房夺获搏动提示膈面心肌梗死

在心房起搏或冠状静脉窦起搏时，识别心肌梗死并不困难。但在心室起搏时，识别心肌梗死的心电图相当困难，有时甚至是不可能的。也就是说，心室起搏心电图可完全掩盖急性心肌梗死的心电表现。只有当病人偶有自身心搏发生时，识别心肌梗死才成为可能（图 8-1）。否则（没有自身心搏出现时），只能根据起搏时非对称的 ST 段提高或压低以及原发性 T 波改变而提供诊断线索。在起搏器置入时，如何识别急性心肌梗死，请参见本书中其他相关图例。

2　急性心肌梗死时的非阵发性室性心动过速

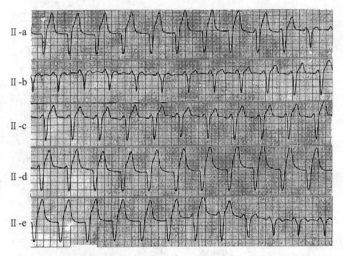

图 8-2　急性心肌梗死时发作的非阵发性室性心动过速　Ⅱ导联 a 到 e 为连续记录，来自一急性膈面心肌梗死患者，基本心律为窦性心律非阵发性室性心动过速（频率 75 次/min），可见房室分离

　　已知在 90% ～ 95% 的急性心肌梗死患者中均可观察到心律失常的存在，尤其在急性心肌梗死的前 72 小时内。而且临床上也已经观察到心肌梗死时可出现所有类型的心律失常。某些类型的心律失常如非阵发性室性心动过速（图 8-2）和文氏型房室传导阻滞相对良性，并且为自限性的，因而不需治疗，尤其不需起搏治疗。

3　急性心肌梗死时的窦性心动过缓

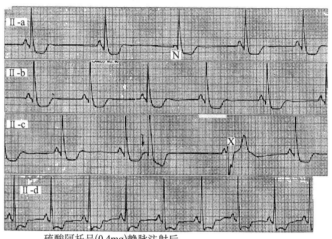

硫酸阿托品(0.4mg)静脉注射后

图 8-3　急性心肌梗死时发生的窦性心动过缓　一例急性心肌梗
死患者Ⅱ导联，a、b、c、d 为连续记录。治疗前的心电图表现为
严重的窦性心动过缓（心率 28 ～ 30 次 /min）伴房性早搏和房室
交界性 (N)、室性逸搏 (X) 搏动。经用阿托品治疗后，窦性频率增
加到 55 次 /min

　　与前述相反，某些类型的心律失常，如莫氏Ⅱ型房室传导阻
滞、急性双束支阻滞与三分支阻滞和阵发性室性心动过速具有潜
在危险性，需要积极治疗。但是各种心律失常的发生率在急性后
壁心肌梗死和急性前壁心肌梗死时有明显的不同。例如，窦性冲
动和窦律传导异常尤其是窦性心动过缓（图 8-3），在下壁心肌梗
死极为常见，但这类心律失常在前壁心肌梗死时则很少见。

4　急性下壁心肌梗死时发生的窦性心律失常

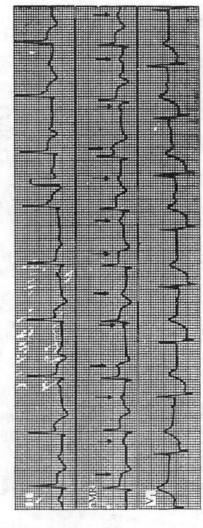

图 8-4　急性下壁心肌梗死时发生的窦性心律失常　心电图来自于一急性膈面心肌梗死患者，为窦性心律失常伴性间歇性非阵发性交界性发生心动过速（频率为 70 次 / min），并出现不完全性房室分离。箭头所指为窦性 P 波

就像本书中其他部分所强调的一样，急性下壁心肌梗死常合并缓慢性心律失常的表现。非阵发性交界性心动过速几乎总是出现于急性下壁心肌梗死（图 8-4），而不会出现在前壁心肌梗死患者中。

5 急性下壁心肌梗死时的窦性心动过缓

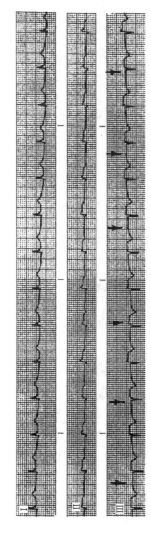

图 8-5 急性下壁心肌梗死时发生的窦性心动过缓 急性下壁心肌梗死的相关任务。基本节律为明显的窦性心动过缓（频率 37 次／min）(伴非ঽ发性交界性心动过速（室率 84 次／min) 以及完全性房室分离。箭头所指为窦性 P 波

在许多情况下，严重的窦性心动过缓和非ঽ发性交界性心动过速可并存于同一例急性下壁心肌梗死患者（图 8-5）。此种情况不需特殊治疗。相反，各种类型的室内传导阻滞几乎总是出现于急性前壁心肌梗死者，而在下壁心肌梗死中则非常罕见。

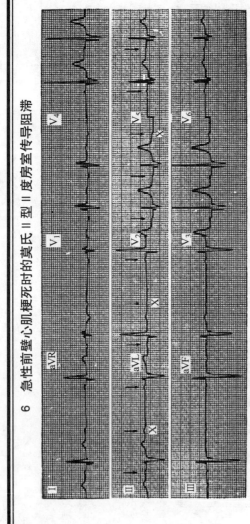

图 8—6 急性前壁心肌梗死时发生的房室传导阻滞 窦性心律（频率 65 次／min）伴间歇性莫氏 II 型 II 度房室传导阻滞，箭头所指为窦性除极 P 波（X 所示）。除此之外，PR 间期是恒定的。双分支阻滞的诊断基于同时有右束支阻滞和左前上分支阻滞。不完全性三分支阻滞是由于莫氏 II 型房室传导阻滞时伴双分支阻滞。此种情况需永久起搏治疗

6 急性前壁心肌梗死时的莫氏 II 型 II 度房室传导阻滞

各种类型和不同程度的房室传导阻滞在急性下壁心肌梗死中非常普遍，而在急性前壁心肌梗死中则非常少见。但是发生于急性下壁心肌梗死的房室传导阻滞的预后相对良好。莫氏 II 型房室传导阻滞（图 8—6）通常见于急性前壁心肌梗死。

7　急性下壁心肌梗死时的莫氏Ⅰ型Ⅱ度房室传导阻滞

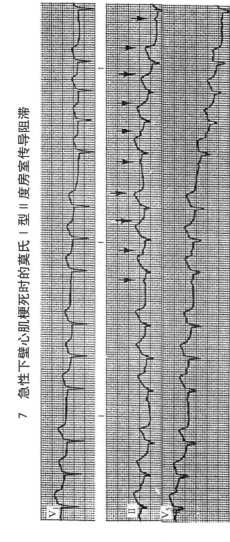

图8-7　急性下壁和前壁心肌梗死患者发生的房室传导阻滞　基本节律为窦性心动过速（房率125次/min）伴4：3文氏型房室传导阻滞。前头所指为窦性传导阻滞。箭头所指为窦性P波

与莫氏Ⅱ型Ⅱ度房室传导阻滞相比较，典型的莫氏Ⅰ型Ⅱ度房室传导阻滞（文氏现象）总发生于急性下壁心肌梗死的患者中（图8-7），这主要是因为Ⅱ度Ⅰ型房室传导阻滞的患者其传导系统的病变应位于房室结和希氏束近端，轻者无异常形态改变，重者可见缺血性细胞渗出和水肿，故房室传导阻滞为暂时性。因而一般不需要起搏治疗。

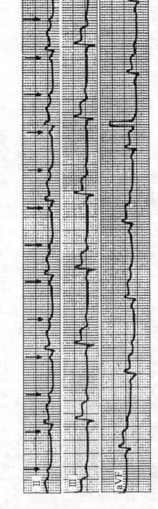

8 2 : 1 房室传导阻滞：窄 QRS 波

图 8-8　急性下壁心肌梗死患者发生的房室传导阻滞　箭头所指为窦性心动过速（房率 104 次 /min），从房室比例可知为 2 : 1 房室传导阻滞（心室率 52 次 /min）。此例患者并不需要起搏治疗，因为患者既无症状，且心室频率快于 45 次 /min

就像本书中其他部分提到的一样，2 : 1 房室阻滞既可以是文氏现象的一种特殊类型，也可以是莫氏 II 型 II 度房室传导阻滞。通常可根据阻滞时的 QRS 波的宽度来推测。如果 QRS 波是窄的，而且又是发生于下壁心肌梗死（图 8-8），此时的 2 : 1 房室传导阻滞多是文氏型传导房室阻滞的变异型。

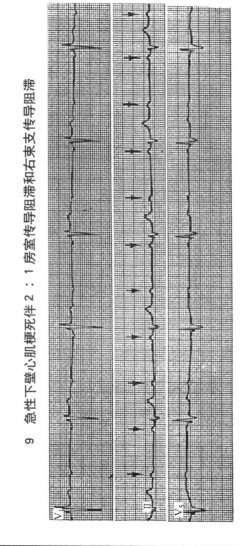

图 8-9 膈面和侧壁心肌梗死患者并发生的房室传导阻滞及束支传导阻滞 存 2：1 阻滞和右束支阻滞，极可能表现为莫氏 Ⅱ 型房室传导阻滞的变异型。

9 急性下壁心肌梗死伴 2：1 房室传导阻滞和右束支传导阻滞

膈面和侧壁心肌梗死患者发生的房室传导阻滞及束支传导阻滞 箭头所指为窦性 P 波，基本节律为窦性心律（房率 66 次 /min）伴 2：1 房室传导阻滞（室率 33 次 /min）和右束支阻滞。同时并存 2：1 阻滞和右束支阻滞，极可能表现为莫氏 Ⅱ 型房室传导阻滞的变异型。该例患者有起搏指征

与前述病例相反，2：1 房室传导阻滞图形时，当 QRS 波显示为右束支阻滞（图 8-9），左束支和双分支阻滞图形或不完全性三分支阻滞病例中，2：1 房室传导阻滞几乎总是莫氏 Ⅱ 型 Ⅱ 度房室阻滞的变异型。当然，在这些类型的房室传导阻滞病例中，最终的、确切的鉴别诊断须经希氏束电图描记加以确定。

10　急性前壁心肌梗死伴完全性房室传导阻滞

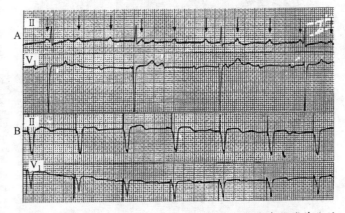

图 8-10　急性心肌梗死伴完全性房室传导阻滞患者起搏前后的心电图　A 显示窦性心律（箭头所指）伴完全性房室传导阻滞和室性逸搏心律，同时可见有急性前壁心肌梗死的表现。B 示置入起搏器后的心室起搏节律

　　急性下壁心肌梗死患者的完全性房室传导阻滞的发生率是急性前壁心肌梗死患者的三倍，但是后者的死亡率要明显高于前者。其主要原因是后者的传导系统损伤多在希氏束下，并且多合并急性心功能不全和心源性休克等严重并发症（图 8-10）。因此多需起搏治疗。

11　急性下壁心肌梗死时的完全性房室传导阻滞

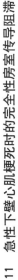
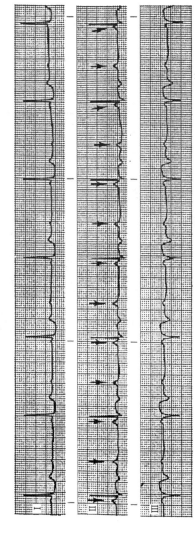

图 8—11　急性膈面心肌梗死患者发生完全性房室传导阻滞的心电图表现　基本节律为窦性心律（房率 85 次/min）合并完全性房室传导阻滞，房室交界区性逸搏节律（室率 40 次/min）。箭头所指为窦性 P 波。由于室率太慢而需行临时起搏治疗

发生于急性下壁心肌梗死患者的完全性房室传导阻滞通常是可逆的，并且多无症状，因而不需起搏治疗，除非患者的心室逸搏频率极低（图 8—11）和/或有严重症状出现（如晕厥、低血压、心力衰竭等）。

12　急性前壁心肌梗死伴慢快综合征的起搏治疗

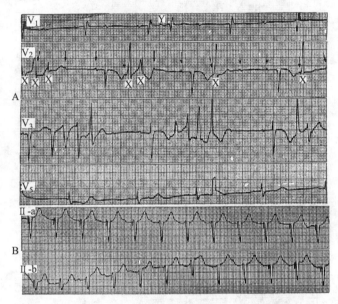

图 8-12　急性前壁心肌梗死患者起搏前后的心电图表现　A 示窦性心律（房率 74 次 /min，箭头所指），高度房室传导阻滞，短阵房室交界区逸搏心律（V₁ 导联）、频发室性早搏和短阵室性心动过速，同时还偶发房性早搏（标记为 Y）、右束支阻滞。X 为室性 QRS 波。B 中 Ⅱ a 和 Ⅱ b 为连续记录，示经起搏后异位快速心律失常消失

　　病窦综合征患者和慢快综合征者（图 8-12）亦有起搏指征。

13　急性前壁心肌梗死心室颤动复律后的缓慢心律失常

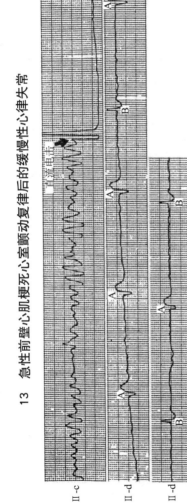

图 8-13　急性前壁心肌梗死患者发生心室颤动除颤后的心电图表现　II导联 a，b，c 为连续记录。可见心室颤动经除颤后终止，但患者又出现完全性房室传导阻滞并两个起源点起搏（标记为 A 和 B）。由于存在两个逸搏点，后经频率 100 次/min 的超速起搏才纠治了此种类型的快速综合征。患者又多次发作心室颤动，（标记为 A 和 B）。II号联 a，b，c 为连续记录。

急性心肌梗死的急性期常常出现各种异位性心律失常，尤其是室性快速性心律失常。此时出现的心室颤动往往是导致急性心肌梗死患者死亡的直接原因。除颤治疗是抢救患者生命唯一可行的方法。此时需行临时起搏治疗。急性心肌梗死患者在除颤后发生缓慢性心律失常（图 8-13）。此种情况亦可称为快慢综合征。但有部分患者在除颤后发生缓慢性心律失常。

14 急性下壁心肌梗死时的起搏指征——高度房室传导阻滞伴慢室率

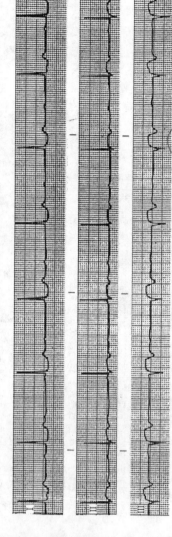

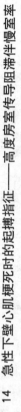

图8-14 急性下壁心肌梗死患者发生高度房室传导阻滞 图示窦性心律并高度房室传导阻滞和房室交界区逸搏节律（室率仅42次/min）。可见两个分夺获搏动（第2，8个心搏），由于心室率太慢且有症状而行临时起搏治疗

一般来说，伴发下壁心肌梗死患者较伴发生前壁心肌梗死缓慢心律失常患者更少需要起搏治疗。下壁心肌梗死时，只有当心室率低于45次/min，尤其是在高度、完全性房室传导阻滞时（图8-14），才考虑起搏治疗。另外，在下壁心肌梗死时，需要行起搏治疗的临床情况是药物治疗无效、有症状的过缓性心律失常，包括Ⅱ度、高度和完全性房室传导阻滞以及病窦综合征。

15　急性下壁心肌梗死的起搏指征——合并存在房室传导阻滞和窦房传导阻滞

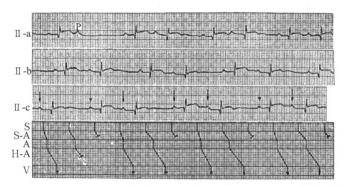

图8-15　急性膈面心肌梗死患者发生房室传导和窦房传导阻滞的心电图及示意图　Ⅱ导联a、b、c为连续记录。箭头所指为窦性P波。基本节律为3：2的窦房阻滞与3：2房室传导阻滞合并存在。由于窦房传导阻滞的存在，使房室传导阻滞的周期性P波脱落未表现出来

通常情况下，下壁心肌梗死发生Ⅰ度房室传导阻滞或文氏型Ⅱ度房室传导阻滞是不需要起搏治疗的，除非这些患者同时存在严重的症状或心室率过于缓慢时才需要起搏治疗（低于45次／min）。偶尔，某些患者可同时并有房室传导阻滞和窦房传导阻滞（图8-15），此时仍需根据心室率的快慢决定是否需要起搏治疗。

16 心肌梗死时的预防性起搏——Ⅰ度房室传导阻滞合并右束支与左后分支阻滞

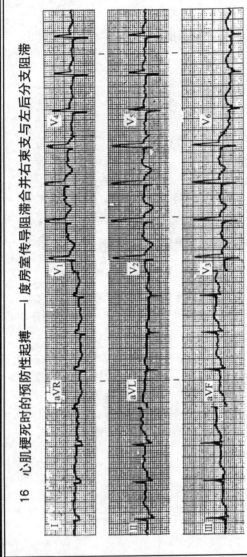

图8-16 急性广泛前壁心肌梗死患者传导系统阻滞的心电图表现 基本心律为窦性心律并Ⅰ度房室传导阻滞(PR间期为0.24 s)。最引人注目的变化为由右束支阻滞和左后分支阻滞构成的双分支阻滞。由于同时并存有Ⅰ度房室传导阻滞,因而需起搏治疗。

在急性心肌梗死时何种情况下应该选用备用性或预防性临时起搏尚存在较大争议,但对于所有形式的急性不完全性双侧束支阻滞的患者推荐应用临时起搏。例如,由右束支阻滞,左前或左后分支阻滞构成的双束支阻滞,无论是否合并有Ⅰ度房室传导阻滞(图8-16),均推荐选用临时起搏治疗。

17　心肌梗死时的预防性起搏——I度房室传导阻滞合并右束支与左前分支阻滞

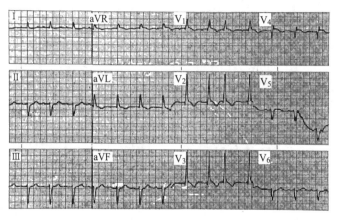

图 8-17　急性广泛前壁心肌梗死传导系统阻滞的心电图表现　该与图 8-16 为同一例患者。出现前图数小时后，该患者以左前分支阻滞取代左后分支阻滞。由于急性心肌梗死导致不完全性三分支阻滞在该例患者中得到证实。该患者后来置入了永久性起搏器

　　急性前壁心肌梗死时，右束支阻滞与左前分支阻滞 (图 8-17) 是最常见的双分支阻滞组合型，在绝大部分的报道中，其病死率可达 40%。而由右束支阻滞与左后分支阻滞构成的双分支阻滞组合型非常少见，不超过急性心肌梗死时双分支阻滞总例数的 10%，然而其致死率在某些报道中却可高达 80%，但不论前者或后者，一旦同时有 I 度房室传导阻滞存在，即有起搏的指征。

18　急性心肌梗死时的起搏反指征——左前分支阻滞

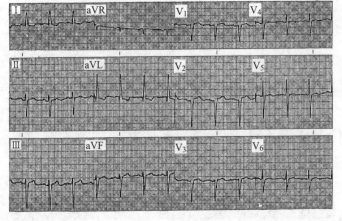

图 8-18　急性心肌梗死患者发生的左前分支阻滞的心电图　急性前间壁心肌梗死和孤立性左前分支阻滞，无起搏指征

左前分支阻滞是急性心肌梗死时最常见的束支阻滞，有报道15% 的急性心肌梗死患者可出现此种阻滞，尤其是在急性前壁心肌梗死时，比急性下壁心肌梗死时更多见。然而即使在急性前壁心肌梗死时，也只有不到10% 的患者会发展到高度或三分支传导阻滞。因此不论在何种情况下，此种传导阻滞不需起搏治疗。其他不需起搏治疗的情况还包括Ⅰ度或文氏型Ⅱ度房室阻滞、暂时性窦性或交界性心动过缓、加速性房室交界性自主心律或室性心律或室性并行心律心室率在 80 ～ 100 次 /min 者以及原有束支阻滞者。

19 急性心肌梗死时有争议的起搏指征——右束支阻滞

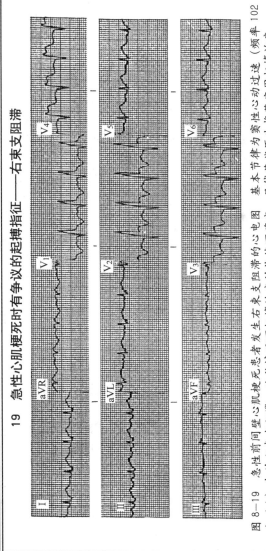

图 8-19 急性心肌梗死有下列情况是否需要起搏 ①左后分支阻滞；④无症状双分支阻滞，左束支阻滞，左右分支阻滞合并Ⅰ度房室阻滞或左束支阻滞或左较右束支阻滞（图 8-19）时认为起搏应用于右束支阻滞。

急性前间壁心肌梗死患者发生右束支阻滞的心电图 基本节律为窦性心动过速（频率102次/min）合并右束支阻滞。此种情况下起搏治疗的价值不确定，虽然些某些主推荐应用起搏治疗

急性心肌梗死有下列情况是否需要起搏治疗存在较大争议。①孤立性右束支阻滞；②左束支阻滞；③左后分支阻滞；④无症状双分支阻滞或晚发的双分支阻滞；⑤以前存在的双分支合并不完全性双分支阻滞；⑥右束支阻滞，左束支阻滞，左右分支阻滞合并Ⅰ度房室传导阻滞或 HV 间期延长。通常认为起搏应用于右束支阻滞或左束支阻滞后左分支阻滞价值小。新近认为不需起搏。

20　急性心肌梗死时有争议的起搏指征——左束支阻滞

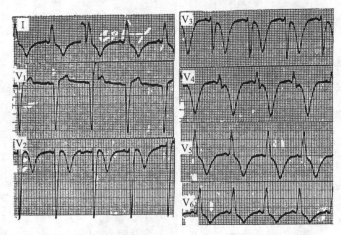

图 8-20　急性前壁心肌梗死患者发生左束支阻滞的心电图　心电图表现为窦性心律并左束支阻滞。虽然预防性起搏的价值不明，但仍有部分医生建议选用起搏治疗

　　孤立性左束支阻滞可见于 4% ~ 6% 的急性心肌梗死患者，其病死亡率为 35% ~ 50%。虽然在许多情况下并不清楚此时的左束支阻滞是以前存在的抑或是由于急性心肌梗死所引起的，但是当左束支阻滞的持续时间不清楚时，部分学者仍推荐先用起搏治疗（图 8-20）。孤立性左后分支阻滞比较少见，但因其可逐步恶化为双分支或不完全三分支阻滞，因而亦可选用起搏治疗。

21　急性心肌梗死时有争议的起搏指征——I度房室传导阻滞合并左前分支阻滞

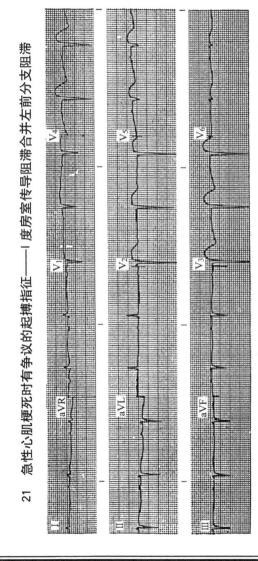

图 8-21　急性广泛前壁心肌梗死患者发生传导系统阻滞的心电图表现：I 度房室传导阻滞合并左前分支阻滞。此种情况可能为起搏的反指征，但有些医生认为此可行起搏治疗。

当急性左束支阻滞、右束支阻滞，左前或左后分支阻滞合并有 I 度房室阻滞或房室阻滞 HV 间期延长时，预防性起搏是否必须存在争议。但有些学者认为此种情况需起搏治疗（图 8-21）。其主要原因是因为此类患者可突然恶化转变为高度或完全性房室传导阻滞。

22　置入起搏器后心肌缺血的诊断

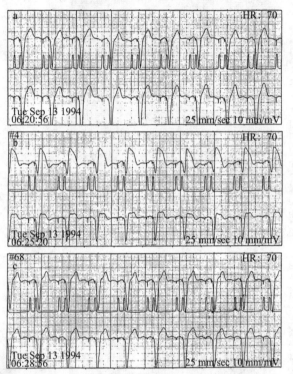

图8-22　安置了起搏器的患者心肌缺血时的心电图变化　每帧图中从上到下依次为 V₁、标记导联和 V₅ 导联的同步记录。a帧图示胸痛发作前的记录。b帧图示胸痛发作时的记录。c帧图示疼痛缓解后 3.5min 时的记录。可见到 ST-T 的改变与症状改变相平行，提示患者有心肌缺血发作

　　大部分情况下，心室起搏脉冲可导致继发性 ST-T 改变，因而难以从 ST-T 改变上作出心肌缺血诊断，但在某些情况下，如能记录到与患者症状相一致的 ST-T 动态改变（图 8-22），可帮助作出心肌缺血的诊断。

23 心脏起搏发生心肌梗死时自身心搏的 QRS 波形态分析

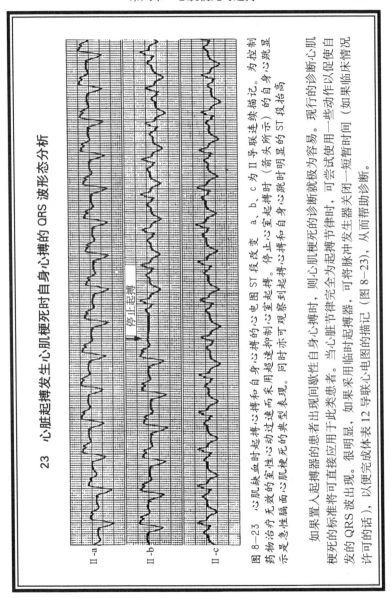

图 8-23 心肌缺血时起搏心搏和自身心搏的心电图 ST 段改变 a、b、c 为 II 导导身心搏的心电图 ST 段改变。为控制药物治疗无效的室性心动过速而采用超速抑制心室起搏。停止心室起搏时（箭头所示）的自身心跳显示急性膈心肌梗死的典型表现。同时亦可观察到起搏心搏和自身心跳时明显的 ST 段抬高

如果置入起搏器的患者出现间歇性自身心搏时，则心肌梗死的诊断就极为容易。现行的诊断心肌梗死的标准可直接应用于此类患者。当心脏节律完全为起搏节律时，可尝试使用一些动作以促使自身的 QRS 波出现。很明显，如果采用临时起搏器，可将脉冲发生器关闭一短暂时间（如果临床情况许可的话），以便完成体表 12 导联心电图的描记（图 8-23），从而帮助诊断。

24 心室起搏时膈侧面的急性心肌梗死

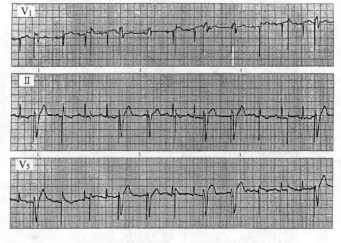

图 8-24 急性心肌梗死时起搏心搏和自身心搏的 ST 段改变 由于起搏心搏和自身心搏共同存在，所以起搏时，膈侧面心肌梗死的诊断较易确立

对许多已置入起搏器的患者而言，可通过放置一特殊设计的磁铁于患者起搏器部位的皮肤处，以达到将按需起搏方式转为固定频率起搏方式的目的。因为固定频率起搏通常有更多的机会允许自身心搏出现（图 8-24）。但由于此种方法有潜在危险性，因而在临床上并不常用。

25　反复搏动显露起搏时的急性心肌梗死

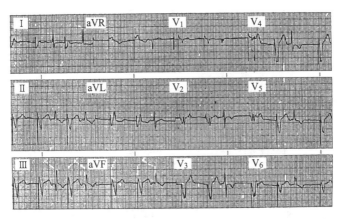

图 8-25　起搏心搏引起的反复心搏的 ST 段改变提示急性心肌梗死　心脏节律为心室起搏节律伴频发反复搏动。于反复心搏时出现的典型改变，膈面心肌梗死的诊断十分明确

　　通过胸壁刺激试验可达到抑制心室抑制型起搏发放电脉冲的目的，从而可以显示患者自身的波。另有一些学者描述另外一种方法（shorting—out），可以导致心室触发型起搏器不发放电脉冲，从而显露自身心搏。如果心室起搏时出现心室反复搏动，则急性心肌梗死的诊断较易明确（图 8-25）。

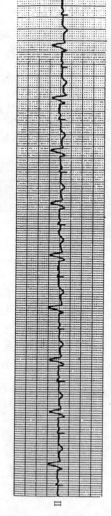

图 8-26　冠状窦起搏时的膈面心肌梗死

26　心房或冠状窦起搏与急性心肌梗死

心房或冠状窦起搏并不干扰心肌梗死或急性心肌缺血的心电图表现（图 8-26）。激动的传导仍仍通过正常的房室结、希氏束和希浦系统进行，如同正常的窦性激动，其除极和复极亦无任何改变。被一些专家学者所描述的起搏器综合征在心房或冠状窦起搏时是不会出现的。

心房或冠状窦起搏与急性心肌梗死　QRS 波呈 QR 型，即 II 导联出现 Q 波且 T 波倒置

27　起搏前的急性前间壁心肌梗死

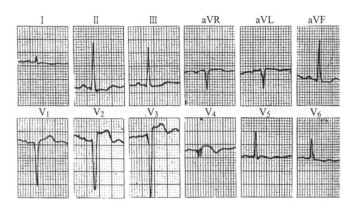

图 8-27　急性前间壁心肌梗死的心电图表现　此图与图 8-28 来自同一患者，示急性前间隔心肌梗死

有学者报道大面积间隔损伤或坏死可引起间隔电力丧失，从而使右室电力失去对抗。因而心室起始向量指向右侧，引起 I、aVL、V_5、V_6 导联初始 Q 波继之以大的 R 波，此巨大 R 波来自间隔未受影响心肌的向左、向右除极向量。已经证实前间壁心肌梗死行右室心尖部起搏时可出现相同的现象，并被命名为 ST—qR 型。

28　前间壁心肌梗死时右室心尖部起搏的 ST-qR 型

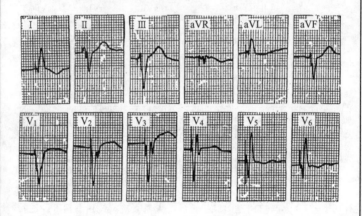

图 8-28　前间壁心肌梗死时右室心尖部起搏的心电图特征 ST-R 型。注意在起搏脉冲后的 I、aVL、V₆ 导联巨大 R 波前小的负向除极波（该图与图 8-27 为同一患者）

　　需要强调指出的是，急性前间壁心肌梗死行右室心尖起搏时，V₅、V₆ 导联常出现 Q 波（也就是说右室心尖起搏后如果出现急性前间隔心肌梗死，通常在 V₅、V₆ 导联上亦可见到 Q 波）。如果起搏电极脱入到右室流出道，除下壁导联的高 R 波外，I 导联和 aVL 导联常有 qR 型或 Qr 型，但是在 V₅、V₆ 导联绝对不会出现 Q 波。因此当 qR 型仅出现于 I 和 aVL 导联时，应仔细检查起搏电极是否脱入右室流出道。

第九章

起搏引起或合并的心律失常

1 起搏脉冲"R on T"致心室颤动

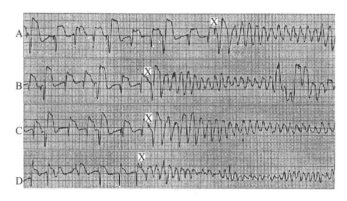

图 9-1 起搏脉冲落在 T 波上引起的心室颤动 A~D 为 Ⅱ 导联不连续记录。膈面心肌梗死患者合并有室性心动过速，经多种药物治疗无效。试图以超速起搏终止该室性心动过速。然而在刺激时，起搏脉冲刚好落在 T 波上（R on T 现象）（X 标记所示）反而诱发了心室颤动

在置入临时起搏和永久起搏器时，心室颤动随时都有可能发生，尤其是当心室颤动阈值比预期要低时，比如说在急性心肌梗死时。已知心室颤动常发生在起搏脉冲刚好落在心室易损期时，也就是常说的 R on T 现象。

2　按需型心室起搏频发室性早搏致心室颤动

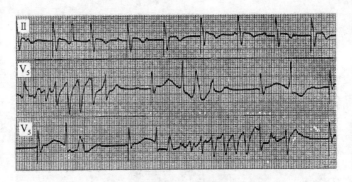

图9-2　按需型心室起搏器并频发室性早搏导致阵发性心室颤动　注意人工心脏起搏器的感知功能和起搏功能均正常，但起搏滞后功能仍存在

　　前面已经提到，自然起搏点或人工起搏点刚好落在心室的易损期时，心室颤动更易发生。因此，心室颤动有可能被功能正常、频率固定的心室起搏器的起搏脉冲所诱发。当然，目前这一问题已能通过采用按需起搏器所避免。可以预料到，心室颤动可被起搏器功能正常的患者因落在 T 波上的室性早搏所激发，当心室颤动发生时，必须马上除颤。

3 洋地黄中毒时的起搏-早搏二联律

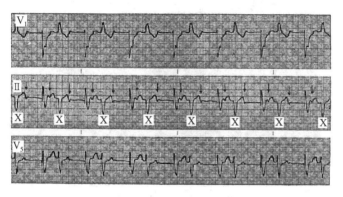

图9-3 起搏患者洋地黄中毒的心电图表现 洋地黄中毒所致的非阵发性房室交界区性心动过速（箭头所示），频率为79次/min。可见心室起搏搏动与室性早搏(X标记)形成起搏-早搏二联律

专家们一直强调，由于洋地黄中毒所致的任何心律失常均可发生于置入人工心脏起搏器患者。洋地黄中毒所致最常见的心律失常为非阵发性房室交界区性心动过速。在置入起搏器的患者中也是如此。在严重的洋地黄中毒病例中，频发的室性早搏，尤其是室性二联律常和非阵发性房室交界区性心动过速合并存在（图9-3）。

4 非阵发性房室交界区性心动过速时未感知到逆传 P 波

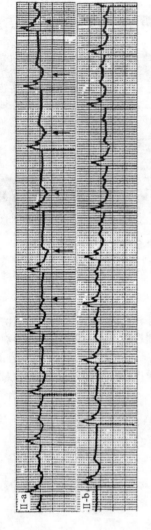

图 9-4 心室按需起搏的患者发生非阵发性房室交界区性心动过速的心电图表现 a、b 示 II 导联连续记录。基本节律为同频发性房室交界区性心动过速（箭头所示）。该同频性非阵发性起搏器功能异常区性心动过速导致同频性房室交界需起搏动。这种心电图表现并不表明起搏器功能异常 当洋地黄中毒时该起搏器可能仅发挥普通的心室按需起搏器功能，因为此时起搏器并不能感知逆传 P 波。

在置入心房同步的心室按需起搏器患者中，

5 超速心室起搏伴连续心房夺获与2：1心室电交替

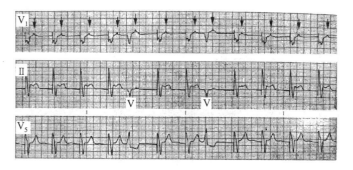

图9-5 起搏心搏与自身心搏的交替出现 超速心室起搏节律伴连续的心房夺获，并可见2：1电交替，箭头所指为心房P波，V为自身下传的QRS波

电交替是指心电图波的振幅在一段时间内呈大小规律性变化而其节律无明显改变的现象。现在认为一些电交替可能为纯粹机械性的，如心包压塞。而更多的学者认为是由于心脏某一部分不应期延长所致。后一激动适逢前一激动的不应期，使部分心肌处于2：1的局部阻滞所致。而心脏起搏时电交替(图9-5)的机理可能与局部心肌2：1阻滞有关。

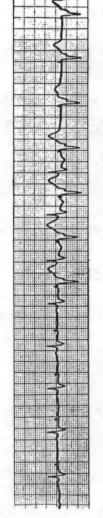

6 VOO起搏器无效起搏致晕厥

图9-6 患者的固定频率搏器与自身心律发生竞争。图中前4个起搏脉冲落在各前面的窦性搏动的不应期内，无相应的QRS波。从第5个搏动开始可见插入性的起搏动和室性搏动同时出现。这一组搏动的竞争即是患者晕厥发作的原因

未做详细的临床电生理检查，就给患者置入某些特殊类型的起搏器，可能是某些初级住院医生的疏忽。典型的例子之一就是给一个有可能恢复正常房室传导功能的患者置入固定频率的心室起搏器。还可因两次心搏同距离太近而无有效的输出，导致病人出现晕厥。图9-6即显示固定频率的心室起搏器与患者固有心律产生竞争。这样就很容易导致竞争心律，竞争心律很容易致心室颤除动致心人死亡之外，还可因两次心搏同距离太近而无有效的输出，导致晕厥。

7　心室起搏室房逆传致低血压和晕厥

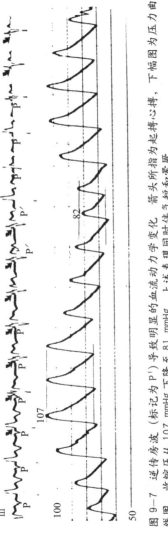

图 9-7　逆传房波（标记为 P'）导致明显的血流动力学变化　箭头所指为起搏心搏，下幅图为压力曲线图，收缩压从 107 mmHg 下降至 81 mmHg。上述表现同时伴气短和晕厥

　　置入能产生逆传房波的心室起搏有时会产生严重的血流动力学后果。此种逆传房波可发生在心室收缩期的不恰当时刻，引起不良的血流动力学结果（图 9-7）。如果该逆传房波落在心房的易损期，可出现心房扑动和心房颤动。

8　心室起搏的室房逆传致心房颤动

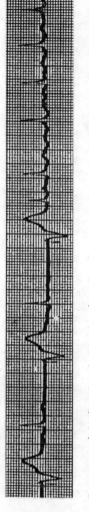

图 9-8　心室起搏逆传引起的 P 波引起的心房颤动　第 1、3、5 个 QRS 波为起搏搏动，第 3 个起搏搏动时逆传 P 波引起心房颤动，于是引起了心房颤动

已知心室起搏所导致的室房逆传可产生房室反复心搏、心房融合波等。个别情况下，如果此逆传P波刚好在心房的易颤期，同样可引起心房颤动（图9-8）。只不过因为心房颤动不似心室颤动那么严重，所以大家对此种现象关注较少。

9　多源重建现象致心室长间歇

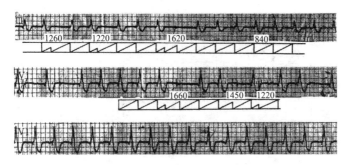

图9-9　起搏器感知后重建起搏周长的心电图表现及示意图　基础起搏周长为840 ms，长的间歇间期（1620、1660）为双源感知，其他间期为单源感知。最长间歇可能由于P波和T波被异常感知，导致多源重建现象。虽经多次更换起搏器，但其基本电生理机制尚不明了

　　早期运用于临床的起搏器由于起搏器设计原理相对简单以及起搏器本身问题，可能会出现交叉感知或过感知而出现多源感知现象。现代起搏器设置了可调控的心室起搏后心房不应期、交叉感知区等功能能有效预防多源重建现象。

10　误感知窦性心动过速触发抗心动过速起搏

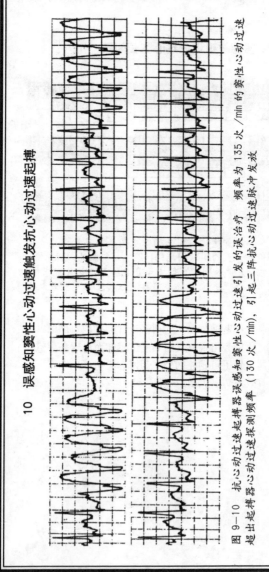

图 9-10　抗心动过速起搏器误感和窦性心动过速引发的误治疗　频率为 135 次／min 的窦性心动过速起出起搏器心动过速探测频率（130 次／min），引起三阵抗心动过速脉冲发放

抗心动过速起搏器设计中的一个主要问题是对心动过速的检出和判别问题。目前常用的抗心动过速起搏器常采用"心动过速探测频率"作为起搏器判断心动过速的探测标准。起搏器按照规定的探测标准，做出抗心动过速测激反应。检测心搏周期长，连续 4 个心搏周长达到探测频率标准，即判断为心动过速，它不能鉴别是异位的阵发性的窦性心动过速，还是窦性心动过速，由于这种判断标准是比较简单的逻辑，甚至引起起搏判致错误起搏（图 9-10）。

11　狭 QRS 波和宽 QRS 波对血流动力学的影响

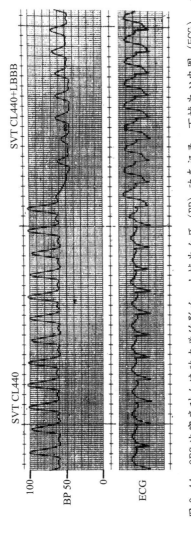

图 9—11　QRS 波宽度对血流动力学的影响　上帧为血压（BP）　动态记录，下帧为心电图（ECG），两帧图为同步记录，图中后半段合并左束支阻滞时血压明显下降。SVT＝室上性心动过速，CL＝心动周长，LBBB＝左束支传导阻滞。

既往认为无论狭的或宽的 QRS 波室上性心动过速均为良性心律失常，对血流动力学影响较少，现在认为宽 QRS 波室上性心动过速的血流动力学效果类同于室性心动过速（图 9—11），需要积极治疗。

12　无房室同步的心室起搏频率加速使血流动力学更加恶化

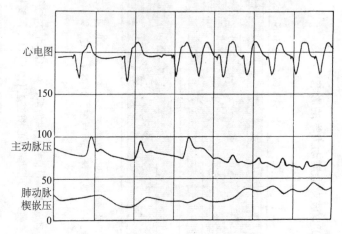

图 9-12　无房室同步功能的起搏器起搏频率对血流动力学的影响　起搏频率增加后，主动脉压反而下降，肺动脉楔嵌压有所上升

　　一般情况下，心室起搏频率增加可使心输出量增加，心脏做功能力增加，但在某些心肌受损的情况下（如 Chagas 病），如果只单纯增加心室起搏频率，有可能使血流动力学状况更加恶化（图 9-12）。

13　肥厚型心肌病患者 AAI 与 DDD 起搏的血流动力学差异

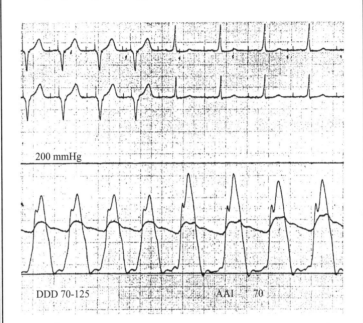

200 mmHg

DDD 70-125　　　　　　　　　　AAI　70

图 9-13　不同起搏方式对肥厚型心肌病患者血流动力学的影响　同步记录了心电图、左室压力和主动脉内压力。当起搏方式从 DDD（频率 70 次 /min，AV 延迟 125 ms）转到 AAI 方式时，平均压力差从 36/16 mmHg 增加到 62/30 mmHg，而动脉内压力无明显改变。下帧图两平行直线的距离表示压力从 0 至 200 mmHg

　　肥厚型心肌病患者因室间隔肥厚，AAI 起搏时因按正常房室延长顺序激动房室，室间隔反向运动，而造成左室流出道相对狭窄，引起室内压力增高；而 DDD 起搏时，因设置较短的房室起搏间期，房室顺序起搏时，左室流出道梗阻减轻，室内压降低。

14 长 QT 综合征患者置入 DDD 起搏器后的起搏器综合征

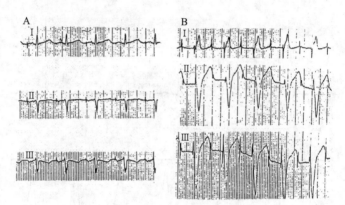

图 9-14 长 QT 综合征患者不同起搏方式的起搏心电图表现 A：Ⅱ导联显示刺激波到心房的传导延迟达 0.16 s；B：双腔起搏转换为心房单腔起搏，在双腔起搏时间内起搏房波完全重叠在下一个心室起搏脉冲处。从心房单腔起搏方式中可见刺激波到心房的传导时间为 0.22 s

　　起搏器综合征患者常有头晕、乏力、晕厥等不适。该综合征首先在置入单腔心室起搏器的患者中出现。推测其可能的机理为室房传导、失变时性反应特征以及无房室同步功能等。一般认为改用双腔起搏可有效纠治起搏器综合征。但是最近有安置双腔起搏器（图 9-14）、房室同步起搏器和频率适应性起搏器后发生起搏器综合征的报道，这也说明了起搏器综合征发生机理的复杂性。

15 VDD 起搏器感知室房逆传形成反复心搏

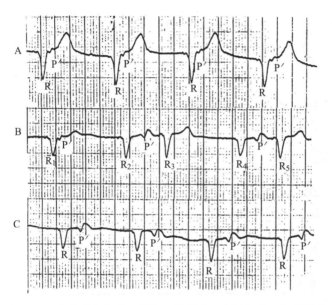

图 9-15 病窦综合征置入 VDD 起搏器后心电图记录　起搏器频率 6 ～ 110 次 /min，房室不应期各为 275 ms 和 250 ms，AV 延迟 150 ms。A 示频率 60 次 /min 心室起搏时呈快径路室房传导，B 示室房逆传经慢径路，逆传房波落在心房不应期之外，引起反复搏动，C 示心房不应期程控为 400 ms 时，经慢径路逆传的房波落在已延长了的心房不应期内，而不会再次出现反复搏动

　　同步型起搏器领先感知功能发挥与自身心搏同步的功能，但由于起搏器预设置的参数不能适应临床上多种多样情况时，可产生各种各样的异常心电图改变而出现相关的临床症状。如 VDD 心室后心房不应期太短即可产生反复搏动（图 9-15），经程控心房不应期可有效消除此种异常。

16 快速心房刺激致心房扑动转为心房颤动

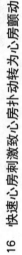
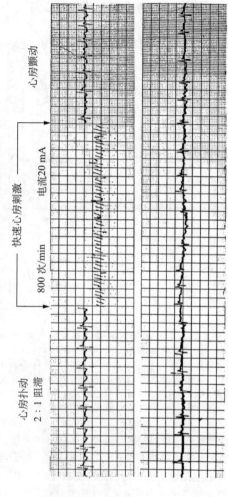

心房扑动
2:1 阻滞

快速心房刺激

800 次/min　电流20 mA

心房颤动

图9—16 心房快速刺激对心房扑动的影响 图中所示为动物实验中所见，上、下两条图为连续记录。上图前8个心搏为心房扑动。在第8个心搏时释放800次/min的电刺激后心房扑动转为心房颤动。

临床上心房扑动的患者往往在心室率较快，这是心房波按比例（2：1或3：1）下传心室的结果，患者心悸症状较重，当患者心房扑动转为心房颤动时，心室率往往减慢，患者的症状往往减轻。临床上可使用快速心房刺激的方法使心房扑动转化为心房颤动。

17 快速心房刺激致心房扑动转为窦性心律

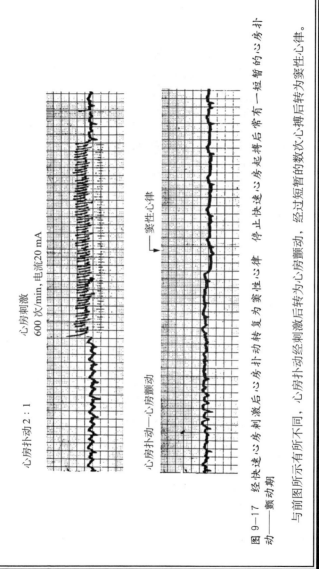

图 9-17 经快速心房刺激后心房扑动转复为窦性心律 停止快速心房起搏后常有一短暂的心房扑动——颤动期

与前图所示有所不同，心房扑动经刺激后转为心房颤动，经过短暂的数次心搏后转为窦性心律。

18 已置入心室起搏器（VVI）患者洋地黄中毒时的房室交界性心动过速

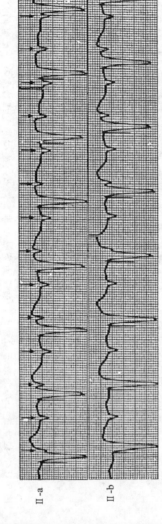

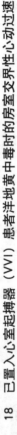

II-a

II-b

图 9-18 洋地黄中毒时的心电图表现 a 与 b 为 II 导联连续记录。箭头所指为逆传 P 波。基本节律为人工心室起搏节律等等于洋地黄基础上的洋地黄中毒所致的房室交界性心动过速

该图来自一位已经置入心室起搏器患者。由于服用洋地黄过量致洋地黄中毒。b 图中前半段的逆 P-P 间距刚好等于 a 图中的逆 P-P 间距的两倍。说明该患者在同时合并房室传导阻滞时伴有房逆速 2∶1 外出阻滞。也说明此种形态的逆传 P 波来自于左房下部而非来自于起搏所致的房室逆传 P 波。

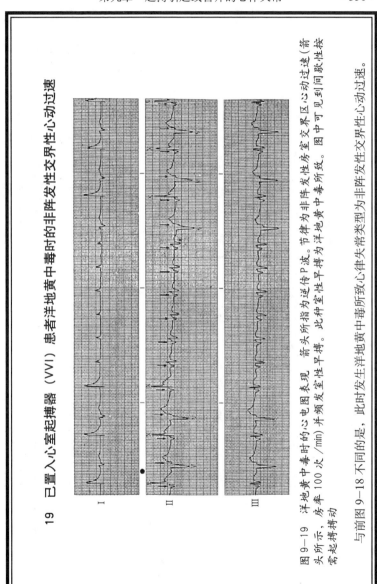

19 已置入心室起搏器（VVI）患者洋地黄中毒时的非阵发性交界性心动过速

图 9-19 洋地黄中毒时的心电图表现。箭头所指为逆传 P 波。节律为非阵发性房室交界区心动过速（箭头所示，房率 100 次／min）并频发室性早搏。此种室性早搏为洋地黄中毒所致。图中可见到间歇性按需起搏搏动

与前图图 9-18 不同的是，此时发生洋地黄中毒所致心律失常类型为非阵发性交界性心动过速。

20　置入起搏器后洋地黄中毒所致室性早搏

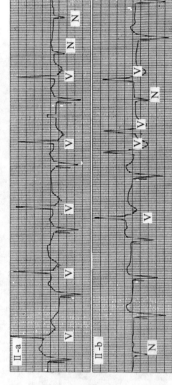

图 9-20　洋地黄中毒时的心电图表现　a 和 b 为 Ⅱ 导联连续记录，心脏节律为心房颤动合并短阵非阵发性交界性心动过速（标记为 N）和频发的室性早搏（标记为 V），有时呈短阵室性心动过速。合并的这些心律夫常为洋地黄中毒所致，常在有心脏有心室逸搏的基础搏时景下出现。注意自身心搏后的第一个起搏逸搏间期长于固有的起搏间期，这是因为存在有"起搏器逸搏间期"

　　洋地黄中毒时频发的室性早搏很容易被识别，即使该患者携带有人工心脏起搏器，因为此种情况下，心脏节律的改变对内科医生来讲是非常明显的。如果使用按需心室起搏器，则人工起搏周长会被重建（图 9-20）。在使用人工心脏起搏器情况下的一个最重要的发现是因为室性早搏所致的心输出量低于所表现出的明显脉搏短绌。因此在一些高龄的此类患者中，通常易出现低血压、头晕、心功能恶化等症状。较为严重的情况是在起搏器置入时的室性心动过速和心室颤动所导致的心脏猝死。

21　置入起搏器后洋地黄中毒时的窦性心动过缓

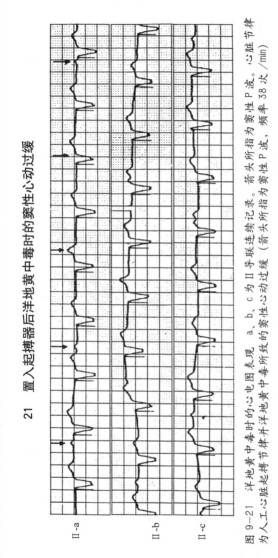

II -a

II -b

II -c

图 9—21　洋地黄中毒时的心电图表现　a，b，c 为 II 导联连续记录。箭头所指为窦性 P 波。心脏节律为心脏起搏节律并洋地黄中毒所致的窦性心动过缓。

当一个已置入永久性人工心脏起搏器患者出现洋地黄中毒时，也可观察到各种各样的窦性心动过缓。洋地黄中毒最常见的缓慢性心律失常仍为窦性心动过缓（图 9—21）。少见的情况下可为窦性停搏或窦房传导阻滞（莫氏 I 型或莫氏 II 型）。此种情况下，如果基础的心律失常为完全性房室传导阻滞，则窦性 P 波不会传导到心室。

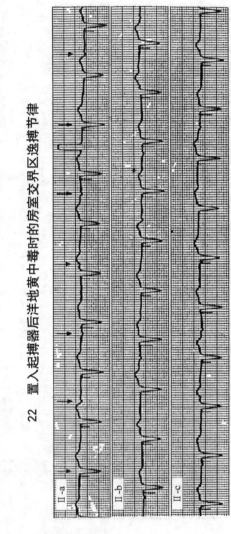

22　置入起搏器后洋地黄中毒时的房室交界区逸搏节律

图9—22　洋地黄中毒时的心电图表现　a，b，c 为 II 导联连续记录。箭头所指为逆传 P 波。心脏节律为人工心室起搏节律并洋地黄中毒所致的房室交界区逸搏节律

少见的情况下，起搏器置入后洋地黄中毒亦可表现为房室交界区逸搏节律。从心电图学角度来讲，在置入起搏器背景下，房室交界区性逸搏节律的识别依赖于对规律的逆传 P 波的识别。换句话说，房室交界区的起搏点以逆向方式激动心房，同时人工心脏起搏器以独立的方式控制心室的活动（图9—22）。

23　置入起搏器后洋地黄中毒时的房性心动过速

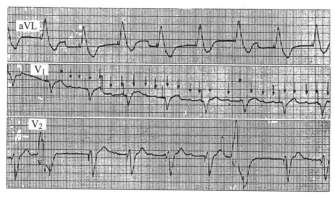

图9-23　洋地黄中毒时的心电图表现　箭头所指为异位p波。心脏节律为房性心动过速（洋地黄中毒所致）伴人工心室起搏节律。注意到有偶发的室性早搏

　　虽然伴不同程度的房室传导阻滞的房性心动过速被认为是洋地黄中毒的特异性表现，然而其发生并不太常见（与非阵发性交界性心动过速或室性早搏相比较）。同样地，置入起搏器后，由于洋地黄中毒所致的房性心动过速并不太常见。在心电图上可以观察到自主的快速向上的P波出现于人工心脏起搏节律的背景上（图9-23）。

24 VOO起搏方式产生的心室竞争

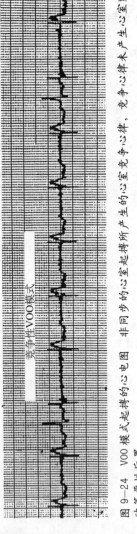

图9-24 VOO模式起搏的心电图 非同步的心室起搏所产生的心室竞争心律，竞争心律未产生心室颤动等恶性后果

磁铁试验必须在心电监护下进行，并且进行磁铁试验的时间不能持续过长，以免由于竞争心律（图9-24）而产生严重的心律失常。图9-24仅显示有竞争心律。但在某些病理情况下，如急性心肌梗死、低氧血症和严重电解质平衡紊乱时，此种竞争心律可导致致命性心动过速、心室颤动等致命性心律失常。

25 固定频率起搏时的室性心动过速

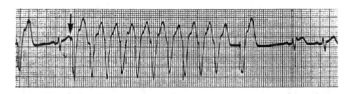

图9-25 起搏器刺激所导致的室性心动过速的发作 此起搏脉冲刚好落在心室的易损期

在99.9%的电话遥测病例中，磁铁试验测试起搏频率时所诱发的竞争心律没有任何意义。通常起搏器可能诱发室性早搏，但多为非持续性的。非常罕见的情况下引起频发室性早搏才需终止使用磁铁。有作者报道在其连续行磁铁试验的电话遥测病例中未发现一例因磁铁试验诱发的室性心动过速或心室颤动。但同一作者又提到他在临床接诊中因行心室固定频率起搏诱发了室性心动过速(图9-25)。所以在进行磁铁试验时必须有相应的抢救措施。

26　心房起搏的辅助作用

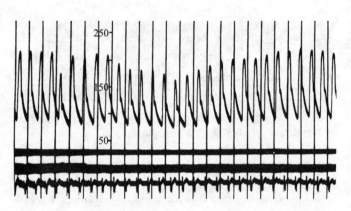

图9-26　心房起搏对血压和心输出量的影响　失去心房的辅助泵作用时，血压下降至 175/80 mmHg，同时用热稀释法测得的心输出量为 2.4 L/min。当存有 50% 的心房辅助泵作用时，心输出量升到 3.5 L/min。当存有完全的心房辅助泵作用时心输量在 4.6～5.1 L/min 之间，血压升至 220/100 mmHg。纵坐标刻度单位为 mmHg

　　已经证实，当心房起搏时，激动从心房传到房室结，因而可产生类似于窦性心律的血流动力学效应。类似地，当使用房室顺序起搏时，血流动力学效应与窦性心律的血流动力学效应相差很少。但当行心室起搏时血流动力学效应会下降20%，其主要原因是因心室起搏时，失去了心房的辅助作用（图9-26）。患者可出现血压下降或输出量下降。

第十章
起搏与动态心电

1　具有起搏标记的动态心电图

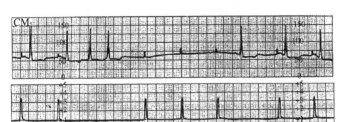

图10-1　心电图导联与起搏标记导联的同步记录　置入 AAI 起搏器后的 Holter 记录，上帧为 CM₅ 导联（纵向刻度数字为振幅，单位 mV），下帧为起搏信号标记导联（纵向刻度数字为振幅，单位 V）。可见第 1、2、5、6、7、9、10 心搏为心房起搏，第 3、4、8 为自身心搏。该图显示心房不起搏为间歇性，但感知功能正常

　　通过对置入心脏起搏器患者定期规则的随诊，不仅可了解起搏器置入后有无副作用和并发症，而且还可以通过体外程控使起搏器处于最佳工作状态，使患者得到最大的治疗效益。随诊时，除了详细的病史询问和仔细的体格检查外，还必须借助于一些器械如心电图、动态心电图和电话遥测心电图。

　　心电图对诊断起搏器功能正常和异常极有价值，只有通过心电图才能明确起搏故障和感知故障，起搏的 QRS 波形态的不同可帮助电极定位，心电图检查还可确定精确的起搏频率和磁铁频率，以尽早发现电池耗竭。而动态心电图可以发现间歇性的起搏功能障碍，并能将患者的症状与起搏功能故障间的关系加以证实或排除。目前还有一种带有专门起搏信号标记的动态心电图，对分析起搏或感知障碍更为有用（图 10-1）。而电话遥测心电图除可免除患者奔波之苦外，还可以在病人症状出现前发现起搏功能异常。

2 起搏器自动终止室上性心动过速的动态心电图记录

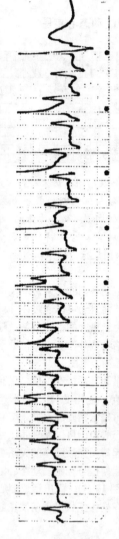
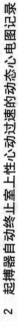

图 10-2 室上性心动过速被终止的动态心电图记录 记录开始处可见房性早搏诱发室上性心动过速，被起搏器检测出，启动抗心动过速程序，经 7 次心室刺激（实心圆点示）转为窦性心律

通过对起搏器终止心动过速病例的仔细观察，学者们逐渐发现起搏器对预激综合征患者并发的室上性心动过速效果最好。尤其是左侧旁道患者发生心动过速时呈左束支阻滞图形者效果更好。后来临床电生理专家才阐了在后面一种情况下，折返环路更大，心动过速的终止窗口也更宽，因而更容易阻断起搏器终止。该例患者在心动过速终止后的体表 12 导联心电图示左右束支阻滞旁道，在随后的 12 年曾数次更换起搏器，但是该患者均能自行使用磁铁终止每天 2～3 次的心动过速发作。为了方便起见，该患者备用几个小环形磁铁夹在其枕头、钱包和特制的小盒子中。虽然该患者于 1980 年更换了可自行检出心动过速、自动转换起搏方式的"双重按需"起搏器，24 h 动态心电图亦证实起搏器抗心动过速功能正常（图 10-2），最后该患者还是死于难治性充血性心力衰竭。

3 抗心动过速起搏治疗的动态心电图压缩记录

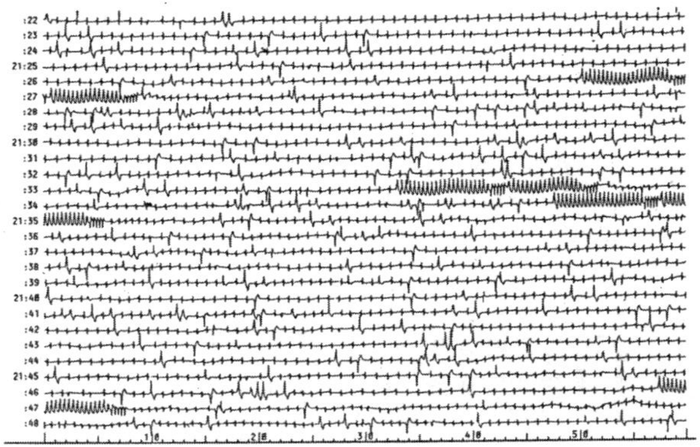

图10-3 置入抗心动过速起搏器后动态心电图压缩记录 可见窦性心律时频繁发作的室性早搏。4次室上性心动过速的发作均被抗心动过速起搏器检出并终止，其中3次发作尖被连续两次被抗心动过速起搏器检出并激所终止的

虽然患者在术中和出院前常经多种电生理测试方法验证了抗心动过速起搏器的有效性，患者出院后仍应密切随访。随访时除常规描记体表心电图以外，应多做几次动态心电图。一方面动态心电图可发现常规体表心电图所不能发现的问题；另一方面，动态心电图可监测抗心动过速起搏器每日启动次数（许多患者常是无症状的），如果启动次数太多（图10-3），要选用有效的抗心律失常药物减少发作次数以延长起搏器寿命。

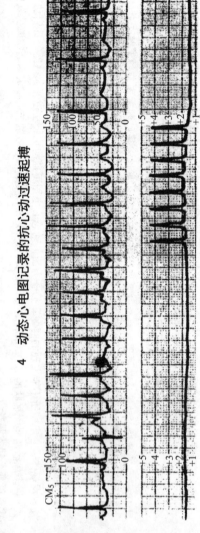

4　动态心电图记录的抗心动过速起搏

图10—4　心动过速被抗心动过速起搏所终止。上帧图为心电图，可见第3个心搏为房性早搏，该早搏发生室上性心动过速，该室上性心动过速，该室上性心动过速的P波为逆传型，RP间隔有变化，第4、第5个逆传P波间无QRS波，可能为不典型的房室结折返性心动过速。下帧图为起搏脉冲标示图，示起搏器感知心动过速后，按设置的程序释放8个短阵刺激脉冲，心动过速终止并恢复窦性心律。图中纵向数字为振幅大小标记

除了常规体表心电图、经食管电生理刺激方法可验证抗心动过速起搏器的功能外，还可以通过动态心电图记录抗心动过速起搏器工作的全过程（图10—4），并有可能记录患者心动过速可能的相关诱因，干预这些诱因，有可能使心动过速发作频率下降，延长抗心动过速起搏器的寿命。

5 Holter 记录中的伪脉冲酷似起搏器功能失常

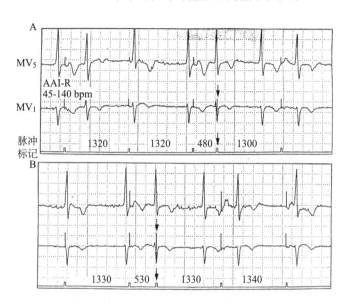

图 10-5 动态心电图中标记导联与心电图的同步记录 A 帧图和 B 帧图中箭头所指处为记录系统中的伪差，易被误认为起搏的钉样脉冲而导致起搏功能异常的误判

　　动态心电图用于起搏器患者的随访检查，以帮助发现可能存在的低感知、超感知、失夺获，以及脉冲发生器本身的异常。然而有时候 Holter 记录系统中的伪差也可能导致起搏器功能异常的误判（图 10-5）。

6 Holter 故障所致的伪融合波

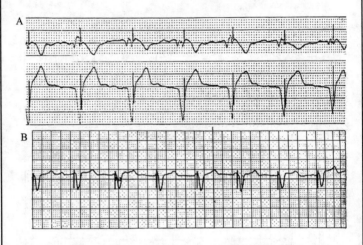

图 10-6 Holter 故障所致的伪融合波 A示患者置入 VVI 起搏器后的 Holter 记录，每一个 QRS 波呈宽大畸形的左束支阻滞图形，在 QRS 波起始后的 60 ms 处可见一起搏脉冲，酷似假性融合波。B 为 Holter 记录的同时体表心电图，显示正常起搏图形。造成此种假性"伪融合波"的原因是 Holter 系统延迟显示起搏信号

由于 Holter 故障可导致多种多样的误判，图 10-6 亦显示 Holter 记录本身故障所致的伪融合波。

7 Holter 记录系统故障酷似起搏电极移位

HR=79 21.45, 0-1

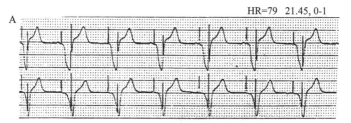

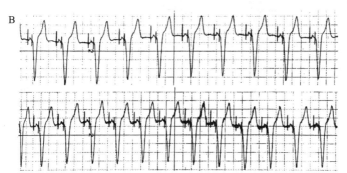

图 10-7 Holter 记录系统故障所致的起搏脉冲位置的变化 A 帧图中每一 QRS 波可见两个起搏脉冲，但是从时间上看心房脉冲引发 QRS 波；B 帧图示休息时和运动时正常的房室起搏

　　本例中的患者为一 22 岁男性患者，因频率极慢的窦性心动过缓和房室传导障碍而置入 DDDR。根据患者自身症状和临床随访提示起搏器功能正常。但 24 h Holter 记录却显示心室电激动是由心房刺激脉冲所触发（图 10-7A），心室电脉冲落在 QRS 不应期内。经 X 线、超声和心电图记录未能发现电极移位，且在活动时，患者频率跟踪功能和房室起搏均正常（图 10-7B），后经仔细分析和检查，确认为 Holter 记录系统故障。

8　呼吸所致的脉冲振幅逐渐衰减

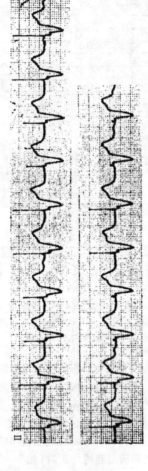

图 10—8　呼吸对起搏脉冲振幅的影响　为心电图模拟监护 II 导联，可见起搏脉冲随着呼吸改变而改变，但即使灵敏脉冲幅度最小的电脉冲也在阈值以上，并未出现起搏功能故障

有时候，脉冲振幅强度改变不一定都是由于起搏器本身故障所致，如有时可观察到起搏脉冲振幅随呼吸改变而逐渐变化（图 10—8），尤其当使用床旁心电监护或 24 h 动态心电图时。然而出现此种改变并不意味着起搏功能失常。

9　起搏器随访中心电图检查的意义

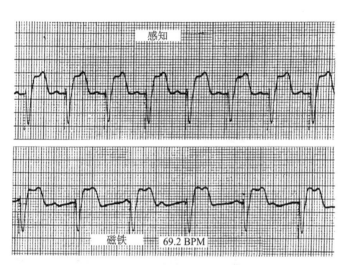

图 10-9　心房同步心室触发型起搏器的电话遥测记录　上图的起搏频率等同于心房频率。在磁铁试验时，P 波频率和起搏的频率不相关联。起搏器的频率为 69 次 /min，反映电池的状态

　　利用心电图记录，不仅可确定起搏器的起搏频率，通常还可确立起搏器的感知和起搏功能是否正常。心电图被广泛认为是心脏活动的指示器，并且要求在随访中强制进行，因为起搏器的功能失常或不能夺获心室很易从心电图中识别出来（图 10-9）。心电图在决定起搏时是否同时合并有心律失常方面具有不可估量的价值。

10　心电图机走纸不均匀酷似起搏功能失常

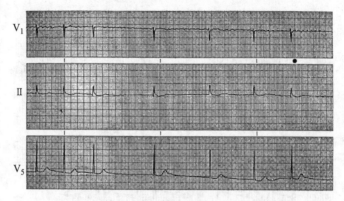

图 10-10　心电图机走纸不均匀的心电图表现　图中 V₁、Ⅱ、V₅
导联为同步记录。患者为心房颤动伴极慢心室频率患者。初看
极似为起搏器功能失常，但各种解释均不能令人满意。最后换
用另一台心电图机描记证实为前面使用的一台心电图机走纸速
度问题。

　　偶尔，由于心电图机走纸速度不均匀，可使记录下的起搏心
电图酷似起搏功能失常的心电图（图 10-10）。并可导致临床处理
失误，此时只要换用另外一台心电图机重复描记，即可得到正确
诊断。

11　电话遥测示起搏并反复搏动

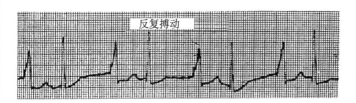

反复搏动

图 10-11　起搏心搏引起的反复搏动　电话遥测时记录到的短暂反复搏动。因为此种反复搏动可自动终止，所以未加处理。图中可见起搏器的感知功能和起搏功能均正常

　　早期置入永久性起搏器多为Ⅲ度房室传导阻滞患者，后来因病窦综合征而置入起搏器的患者占更大比例。发现相当多的患者存在完全的室房逆传功能，这也是导致部分置入起搏器患者出现起搏综合征的机制之一。之后有学者发现部分完全性房室传导阻滞患者亦可出现室房传导，因而也可产生起搏器综合征，某些情况下室房传导的房波可通过房室结传至心室，产生一次心室激动，在心电图上即表现为起搏所致的反复搏动（图 10-11），此种表现亦可通过电话遥测记录到。

第十一章
心肌复律与除颤

1　埋藏式自动复律除颤器识别与除颤

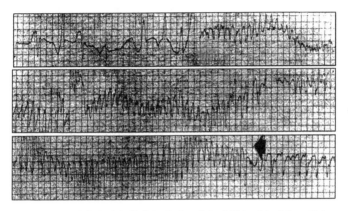

图 11-1　埋藏式自动复律除颤器对心室颤动的识别与除颤　置入的自动复律除颤器识别心室颤动并放电转复为窦性心律，箭头所指为心室颤动经除颤终止

心脏性猝死在临床上并非少见。在美国，每分钟就有一名患者发生心脏性猝死。大量的研究发现猝死的主要原因是恶性室性心律失常，尤其是心室颤动。由于体外电极除颤治疗心室颤动有较高的成功率，学者们尝试将该除颤器放入体内以治疗恶性室性心律失常。此设想最早出现于 20 世纪 70 年代中后期，通过大量的动物实验后，由 Mirowski 于 1980 年完成首例人体埋藏式自动复律除颤器 (automatic implantable defibrillator, AID)。但早期的自动复律除颤器需开胸置入，对患者创伤较大。图示早期的开胸置入的自动复律除颤器放电时的心电图记录（图 11-1）。

2　压力感知的埋藏式自动复律除颤器

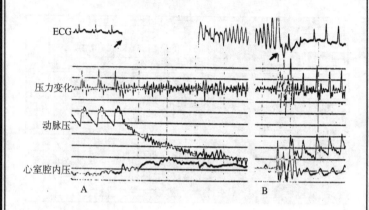

图11-2　自动复律除颤器的感知与除颤　图中从上到下为连续记录。每帧图中上为心电图记录，下面为动脉血压连续记录。A和B是非连续记录，中间省略有一段记录，ECG中空白处为记录电极脱落未记录到心电图波形，箭头分别表示心室颤动的起始与终止。图中可见电刺激诱发心室颤动后，动脉血压即刻下降，被自动转复除颤器感知，经19.8 s反应时间后，释放出6 J的一次电击即转为窦性心律

　　开胸置入式自动转复除颤器进展的关键技术之一是要能确保准确识别心室颤动。有许多参数可供选择，如QT间期、血液温度、呼吸频率等，早期应用的参数还包括有血流动力学参数（图11-2）。目前应用较多的为概率密度函数或合并选择两个参数以提高敏感性和特异性。

3　人心室颤动时，体表与腔内心电图

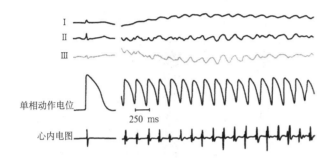

图11-3　心室颤动时的体表与心内电图的同步记录　图中上段为体表心电图Ⅰ、Ⅱ、Ⅲ导联。中段为在体动作电位记录。下段为心室内双极电位记录。可见心室颤动时，动作电位时程缩短，幅度降低，平台期缩短

更进一步研究发现心室颤动时心房和心室肌均存在着可激动间隙，这意味着如果在该期间给予电刺激可夺获一部分颤动心肌，从而达到除颤目的。

4　P 波过感知

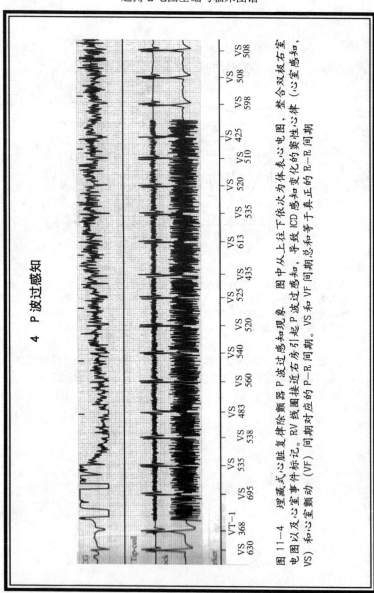

图 11—4　埋藏式心脏复律除颤器 P 波过感知现象　图中从上往下依次为体表心电图，整合双极右室电图以及心室事件标记。RV 线圈接近右房引起右房感知，导致 ICD 感知 P 波过感知（心室感知，VS）和心室颤动（VF）间期对应的 P-R 间期。VS 和 VF 间期总和等于真正的 R-R 间期

如果整合双极导线的近端线圈接近三尖瓣，以及感知的 P-R 间期超过交叉心室空白期时，就可能发生 P 波过感知。成年人发生右室感知心尖接近右室流出道部位。当 1：1 节律时发生 P 波双倍计数。右室导线脱位时，或右室导线放置于近间隔处或右室流出道部位，但可见于儿童或成人若感知的 P-R 小于右室 VF 检测同期，那么感知的 "R-R" 形态就类似于 R 波双倍计数。

改善策略之一即通过 DDDR 或动态驱动模式强制心房起搏，由此可缩短心室周长（防止心室灵敏度达到最低值），并在每次心房事件后产生心室交叉空白期。

5　心腔内电图记录的心房颤动与心室颤动的转复

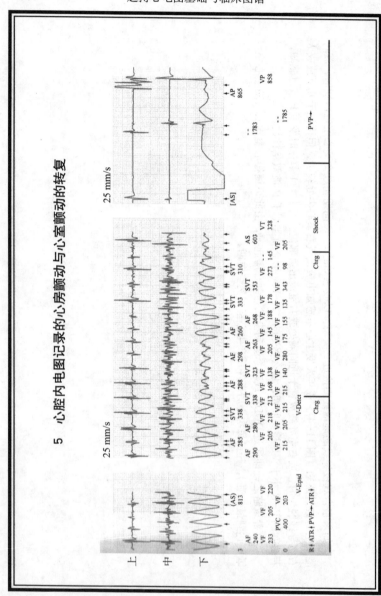

图 11–5　心房颤动和心室颤动发作和转复后的心腔内电图说明　图中三个片段图是连续记录的。从上往下分别为心室内电图、房内电图与体表心电图，图形下面的箭头、英文字母和数据是对图中图形的说明。在感知到心室颤动、心房颤动后给予 17 J 电击后心房颤动与心室颤动均被转复，并转为 CRT 主导的房性起搏心律

当植入的 CRT–D 诊治房性与室性心律失常功能呈开启状态时，起搏器可正确感知心房颤动与心室颤动的发生，并在一定的感知时间后给予恰当的能量复律，复律后再转为起搏模式。

6　心室颤动被埋藏式心脏转复除颤器识别并转复

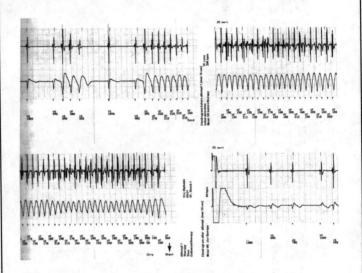

图 11-6　埋藏式心脏转复除颤器对心室颤动的识别与转复　图中四个片段图为连续记录，上条波形图为心内电图，下条为心电图，显示一例 Brugada 综合征患者发生心室颤动事件时，被植入的单腔埋藏式心脏转复除颤器 (ICD) 识别并以 31 J 电击转复

　　目前关于 Brugada 综合征的患者是否应置入 ICD 仍有争议。但如果在病史确有晕厥和复苏记录，应立即植入 ICD，这点无太多争议。

7 植入埋藏式心脏转复除颤器识别室性心动过速但未放电

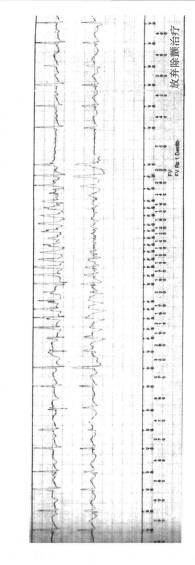

图 11—7 埋藏式心脏转复除颤器对室性心动过速的识别 图示一例诊断为儿茶酚胺敏感型室性心动过速患者出现持续 3.87 s 的室性心动过速，但因为其无非持续性，只引致一次未放电的无电过程

一部分植入 ICD 患者通过后续的长时间观察未发现有效的放电过程，也即这些患者没有获益，但其仍面临不确定猝死风险。这部分患者如何识别以及应否置入 ICD 仍存争议。

8 电击除颤对起搏器的影响

四条连续描记

A Ⅱ

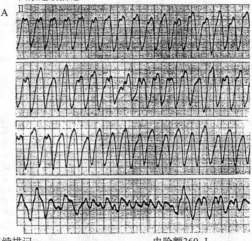

B
两条连续描记　　　　　　　　　　　　电除颤360 J
Ⅱ

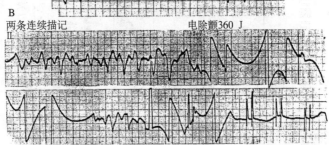

图 11-8　体外电除颤对起搏器及起搏心电的影响　一例 66 岁男性心肌梗死恢复期患者，因窦性心动过缓、短阵室性心动过速安装美国 CPI 公司 Delta 937DDD 起搏器，术后 1 个月又发生持续性室性心动过速（A 帧），5 min 后转为心室颤动，意识丧失，当即用 360 J 体外除颤，开始未见起搏信号，接着可见心房和心室一对电脉冲，但无心房和心室反应

　　虽然一般认为起搏器具有除颤保护功能，但反复多次电击除颤也可损坏脉冲发生器（图 11-8）。一般来说，除颤电极片应尽可能置于远离脉冲发生器和导管电极的位置，如在一些非紧急的情况下，电极片放在胸前、背后或腋侧也是可供选择的方式。

9　体外电击除颤损坏心脏起搏器

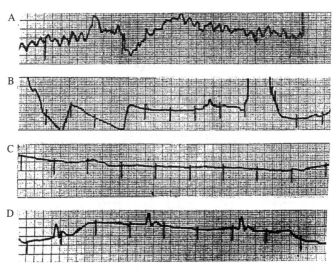

图11-9　体外电击除颤对起搏器功能的影响　A帧示400 J体外电击除颤后脉冲间期长短不一，且脉宽下降，B、C、D中虽有许多电脉冲但无心室夺获。D帧中虽有QRS波，但为心室自搏与电脉冲无关

　　由于现代先进的心脏起搏器采用大规模集成电路和微处理器技术，因而较以前的起搏器更易受到电学扰乱。但因接受电击除颤的患者多为严重的或终末期的心律失常，许多患者未能存活下来，因而实际发生的起搏器故障远较文献报道为高（图11-9）。电击除颤引起的脉冲发生器的故障多数发生于单极起搏系统，尤以起搏器置于右胸前者更易受损。双极系统的"天线"短。进入起搏器的电流相对较少，因而不易受损。

10　电击除颤引起起搏器功能暂时失效

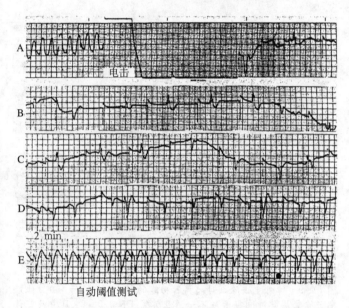

图 11-10　电击除颤引起起搏功能失效　A 帧可见体外电击除颤，B 帧和 C 帧中虽有起搏脉冲但无夺获，D 帧中可见部分夺获，E 帧示 Vario 试验测试起搏阈值

　　工程学上通常使用二极管（Zenner 氏二极管）保护起搏器，以免电击除颤时强大电流从电极进入起搏器的脉冲发生器电路。用二极管保护的起搏器，在距离起搏器或电极 2～4 cm 处放电，起搏器能耐受 400 J/s 的电能。外加的高电压被感知后，二极管的开关关闭，产生短路，以保护起搏器电路。当电压超过 10～15 V 时就能短路保护。但其分流的电流能量却可通过起搏电极集中于心肌-电极界面，可损伤这部分心肌，使起搏阈值升高（图 11-10），导致起搏失效。

11　体外电击除颤使起搏器起搏和感知功能暂时丧失

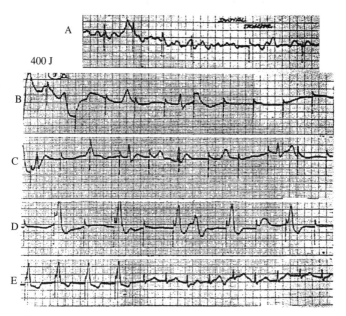

400 J

图11-11　体外电击除颤对起搏器功能的影响　为一例64岁男性患者，因心肌梗死后高度房室传导阻滞安装 VVI 起搏器，脉冲发生器埋于右胸大肌前。A帧示心室颤动；B帧示400 J电击除颤，电击后起搏与感知功能丧失；C帧示起搏与感知功能丧失；D帧示部分起搏夺获，感知功能恢复；E帧示起搏能夺获心室，感知功能恢复。整个观察过程历时 90 s

　　体外电击除颤除了使起搏阈值升高外，还有下面许多方面的影响：①损坏起搏器电路，如电压倍增器被破坏，电路损坏可导致起搏器频率奔放、起搏功能丧失等。②感知不足，通常是暂时的，有时可延长至10天（图11-11）。③起搏器被调变或被重整。④起搏器工作方式改变如从 VVI 变为 VVT。⑤电极移位，多发生于新安装者；旧电极因有纤维化包裹，不易脱位。⑥心室颤动，由于直接的或间接的原因（频率奔放）可引起心室颤动。

参考文献

1.Chung EK. Artificial cardiac pacing, practical approach[M]. Baltimore, USA：Williams & Willkins Company, 1980.

2.Mond HG. The cardiac pacemaker, function and malfunction[M].New York, USA：Grune & Stratton,Inc, 1983.

3.Love CJ,Hayes DL.Evaluation of pacemaker malfunction[M]// Ellenbogen KA, Kay GN, Wilkoff BL. Clinical cardiac pacing. philadephia：WB Saunders Company,1995.

4.Levine PA. Differential diagnosis, evalution, and management of pacing malfunction[M]// Ellenbogen KA. Cardiac pacing. Boston：Blackwell Scientific Publication,1992.

5.Bendit DG,Sutton R,Gammage MD, et al.Clinical experience with Thera DR rate-drop response pacing algorithm in carotid sinus syndrome and vasovagal syncope[J].Pacing Clin Electrophysiol ,1997,20：832-839.

6.van Mechelen R,Ruitter J,de boer H,et al. Pacemaker electrocardiography of rate smothing during DDD pacing[J]. Pacing Clin Electrophysiol,1985,8：684-690.

7. 李庚山，黄从新．心律失常现代治疗学 [M]．北京：中国科学技术出版社，1995.

8.Fuman S. A practice of cardiac pacing[M]. 3rd ed. New York：Future Publishing Company,1993.

9. 龚治平．临床心脏起搏学 [M]．北京：人民军医出版社，1992.

10. 陈新，孙瑞龙，王方正．临床心电生理学和心脏起搏 [M]．北京：人民卫生出版社，1997.

11. 黄宛．临床心电图学 [M].5 版．北京：人民卫生出版社，1998.